健康ライブラリー　イラスト版

統合失調症スペクトラムがよくわかる本

東京都医学総合研究所 副所長
病院等連携研究センター センター長
糸川昌成 監修

講談社

まえがき

私は平成元年に医師免許を得て精神科医になり、既に四半世紀以上が過ぎました。並行して、研修医二年目ごろから、実験室で試験管を振る生活を始め、現在に至っています。

本書の監修にあたり、基礎研究と臨床医学を行きつ戻りつ過ごした、私の経歴を生かせるような入門書となるよう心がけました。すなわち、脳のサイエンスから見た統合失調症スペクトラム障害（本書では統合失調症スペクトラムと表記する）と、心の不調としての病。この二つの異なる方向から、当事者とご家族にこの病気の養生についてご理解いただけるよう工夫いたしました。

私が駆け出しの精神科医だったころは、統合失調症の生物学的解明への期待が高まり始めた時期でした。その流れにのって遺伝子研究を始め、いくつかの研究所や病院を経て、病院と研究所を結ぶという現在の職にたどり着きました。三〇年前、当直明けの眠い目をこすりながら、精神科医が細々と実験していたころからは想像もつかないほど、統合失調症の研究環境は立派になりました。精神科病院も当時と比べるとずいぶん近代化したものです。

それでもなお、ご家族や当事者の方から困惑と戸惑いの声が聞かれるのは、そうした進歩をどう受け止め、使いこなせばよいのか。そうした情報が乏しいことも一因ではないかと考えました。本書が、そのようなご要望に少しでもお応えできればと期待しております。

東京都医学総合研究所　副所長
病院等連携研究センター　センター長
糸川昌成

統合失調症スペクトラムがよくわかる本

もくじ

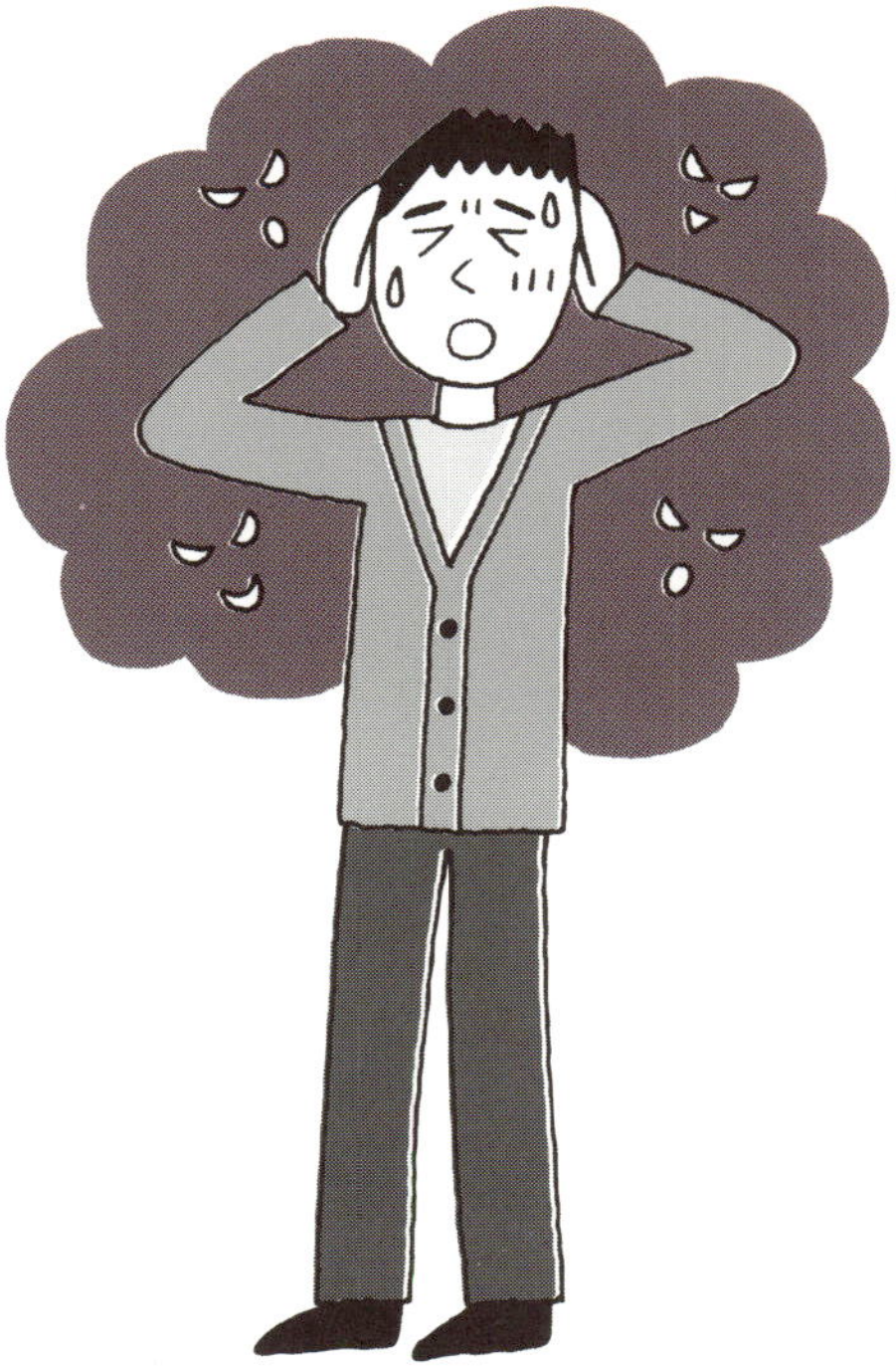

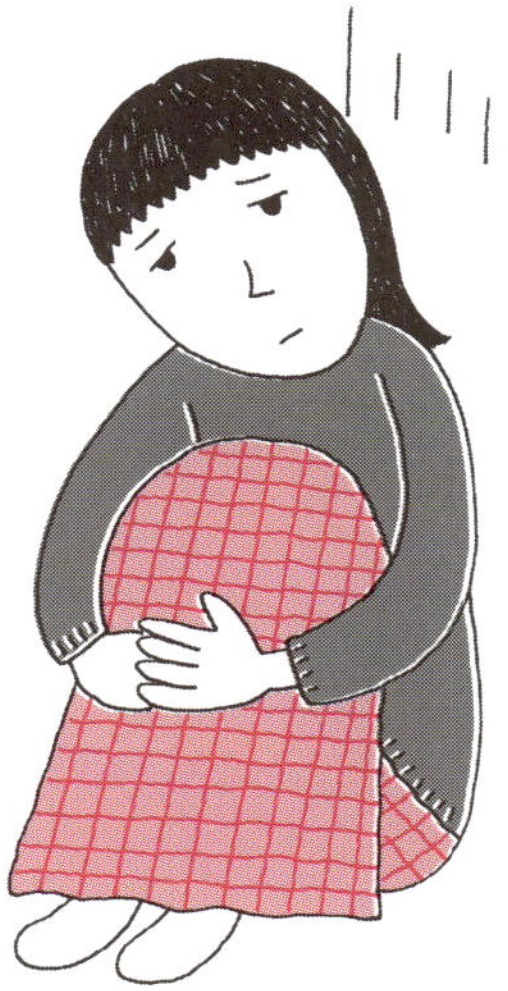

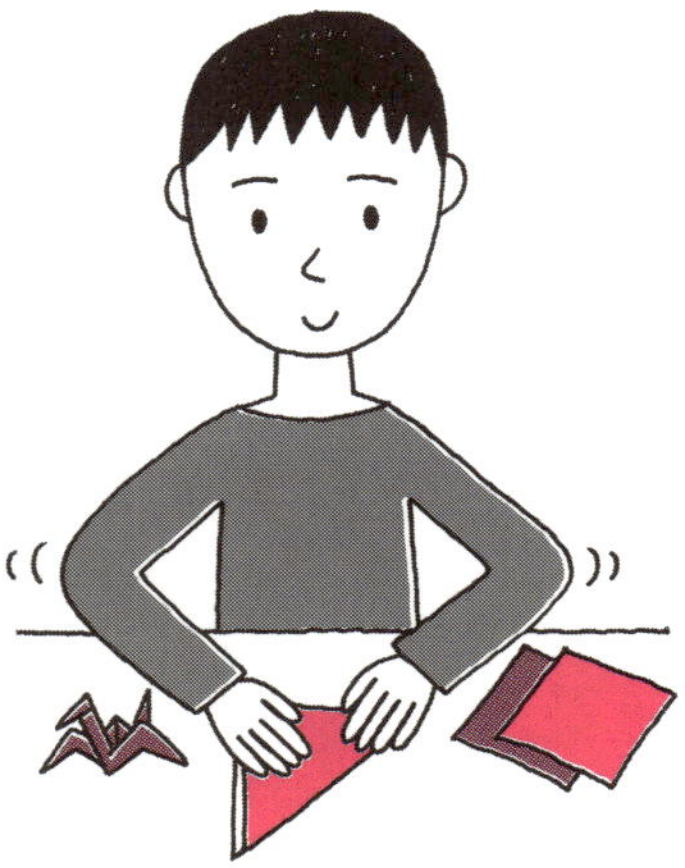

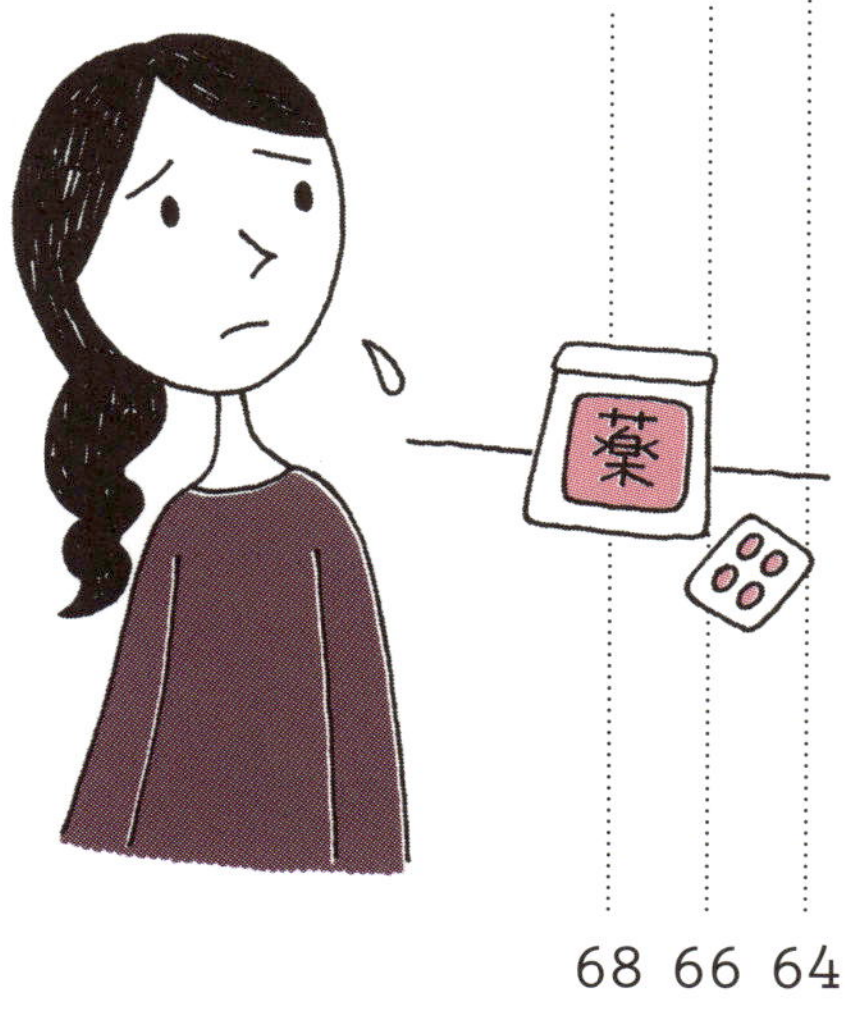

薬

こんな疑問があったら……

違う病院に行ったら診断名が変わった。どちらが正しいの？

○○病院を受診

最近、まわりの人にまったく意味の通じない話ばかりしているAさん。母親に付き添われ、精神科を受診すると、「双極性障害」だと診断されました。

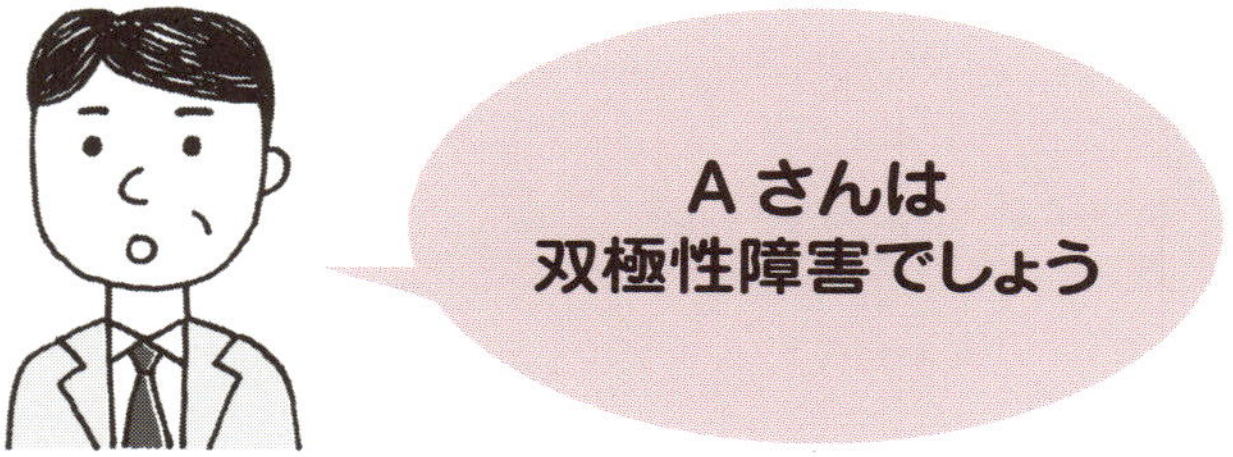
Aさんは
双極性障害でしょう

△△病院を受診

母親が双極性障害のことを調べましたが、なんとなくAさんのことではないような気がしました。違う病院を受診すると、今度は「統合失調症」と診断されました。

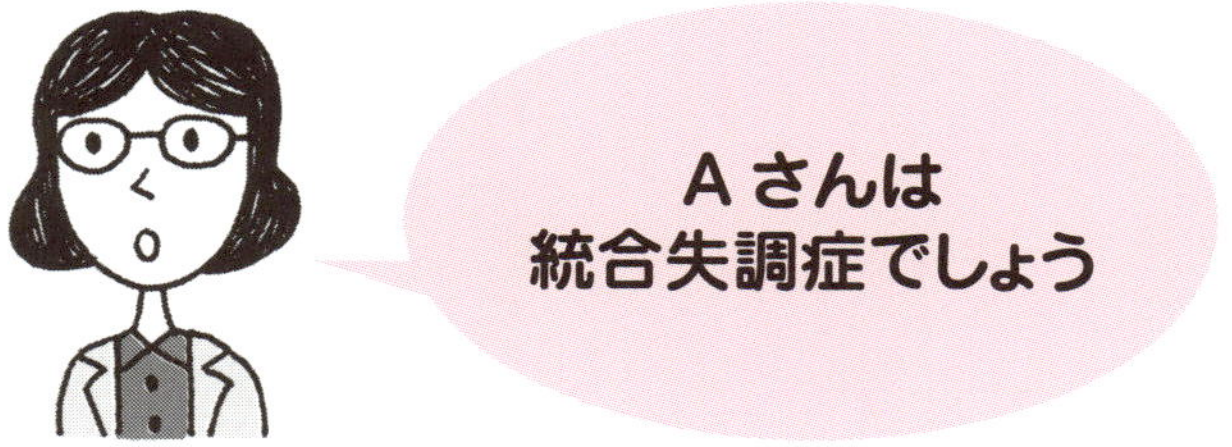
Aさんは
統合失調症でしょう

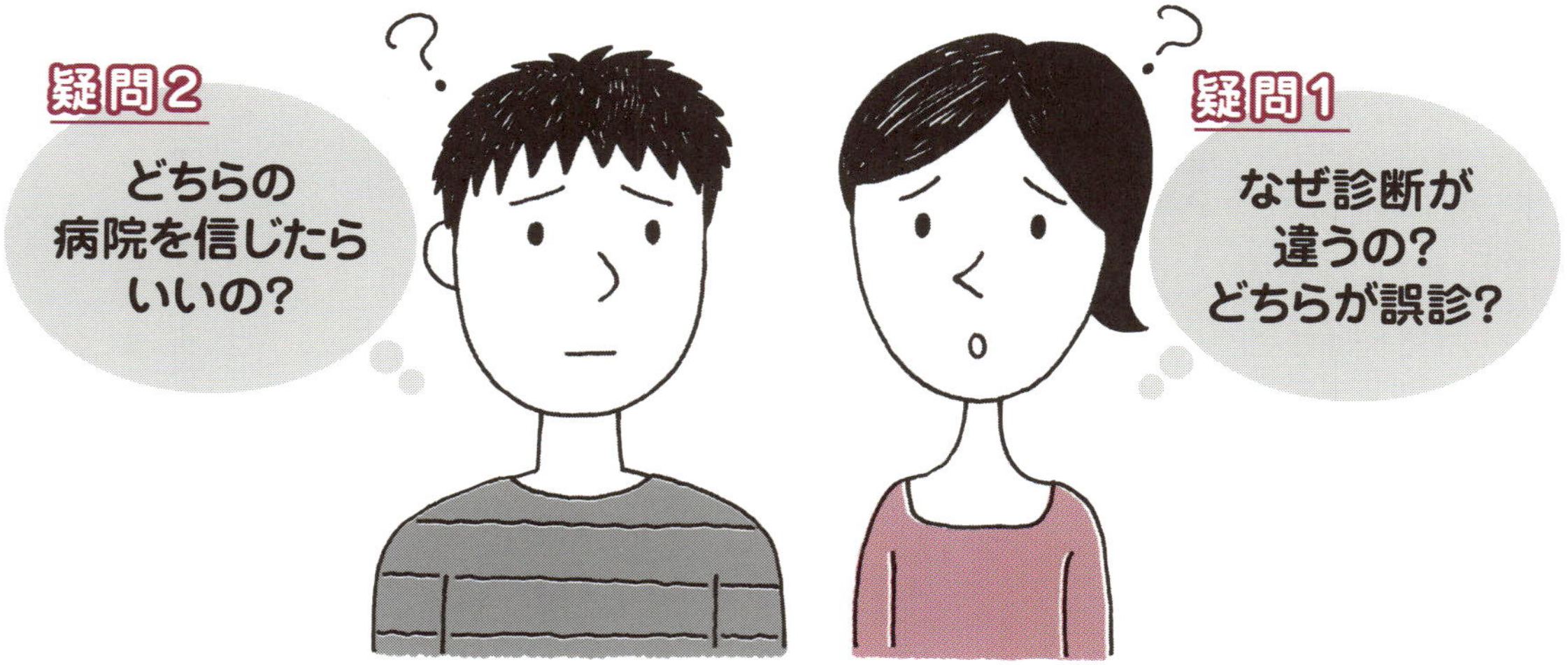
疑問2
どちらの病院を信じたらいいの？
疑問1
なぜ診断が違うの？どちらが誤診？

解答1　どちらの診断も誤診ではありません

精神科の診断は**類型診断**だからです

精神科の病気の多くは、脳の画像検査や血液検査などでは見つけられず、症状だけが診断の目安となります。このように、診察での話をもとに、「この病気の症状にみたてることができる」と考えられるものに当てはめて、診断する方法が類型診断です。そのため、どの症状を訴えたか、医師がどの症状に着目したかで診断が変わることがあります。

内科の診断は検査重視

身体の病気でも症状は参考にしますが、診断では、画像検査で原因を確認することや、血液検査の数値など、目に見えるデータが決め手になります。

双極性障害の典型的な症状

- 気持ちが高ぶって、イライラする
- 「自分はなんでもできるんだ」という気持ちになる
- 絶対に実現できそうにないことを提案し、「できる」と言い張る
- 眠れずに一晩中活動する
- 徐々に落ち込むようになり、絶望的な気分になる
- 今まではできた日常生活の作業ができなくなる
- 意欲がまったくわかなくなる

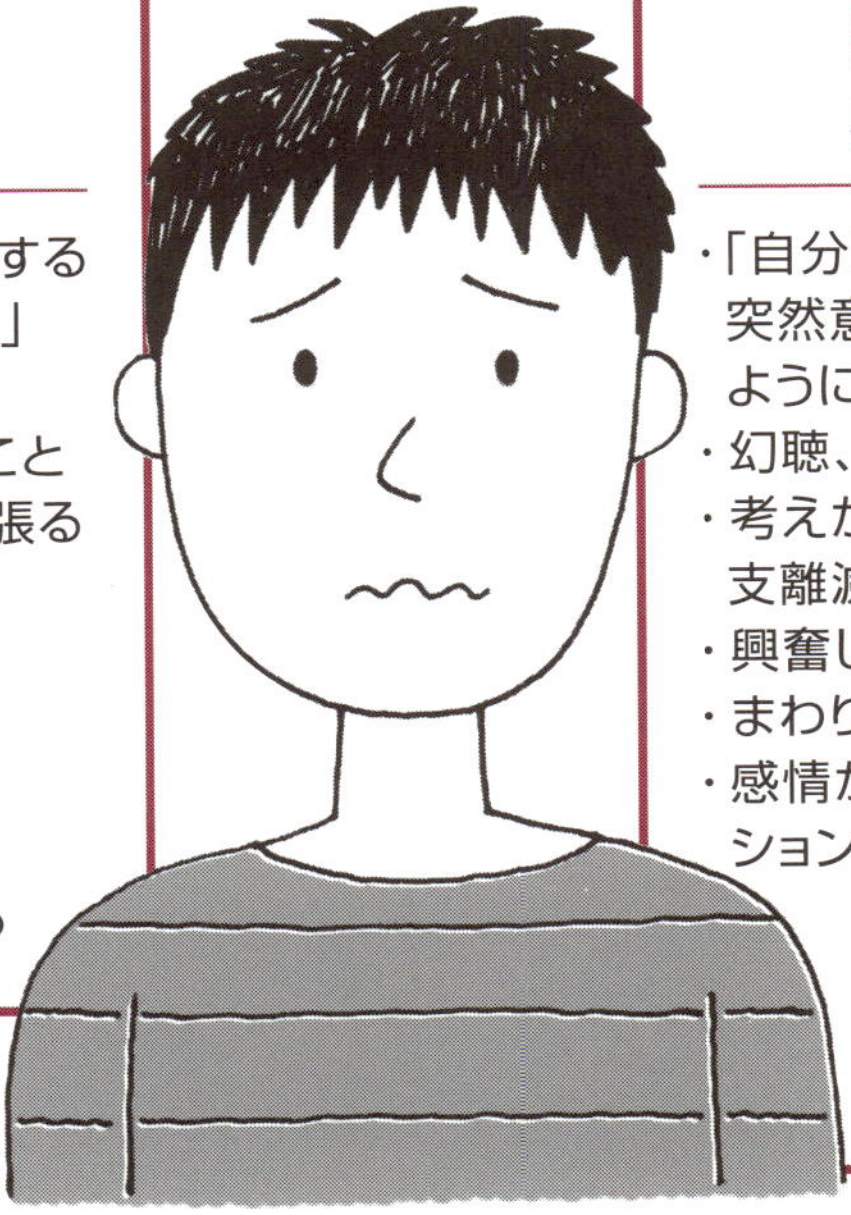

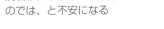

病名がわからないと治療もできないのでは、と不安になる

統合失調症の典型的な症状

- 「自分は追われている」など、突然意味のわからない話をするようになる
- 幻聴、幻視に悩まされる
- 考えがまとまらず、話の内容が支離滅裂になる
- 興奮して、暴力的になる
- まわりの人の声に無反応になる
- 感情が乏しくなり、コミュニケーションをとるのが難しくなる
- 学校や会社に行く意欲がまったくなくなる

解答2　診断の根拠の説明を聞いておきましょう

納得できると思ったほうの病院を選ぶ

病名を告げられたら、その診断の根拠を医師に聞いておきましょう。どのような理由でその診断に至ったのか知っておくと、診断名が違った場合の比較検討材料になります。また、診断名は治療に深くかかわってくるため、診断の根拠を知り、納得することが、治療に前向きに取り組む姿勢につながります。

よく聞いておきたいこと

- 診断の根拠
- 治療方針
- 薬について
- 生活上での注意
- 疑問点、心配な点

どのような治療をおこなうのかだけではなく、「なぜ」その治療なのかも知っておこう。

不安や疑問は医師にきちんと聞いて。納得できれば、医師への信頼感にもつながる

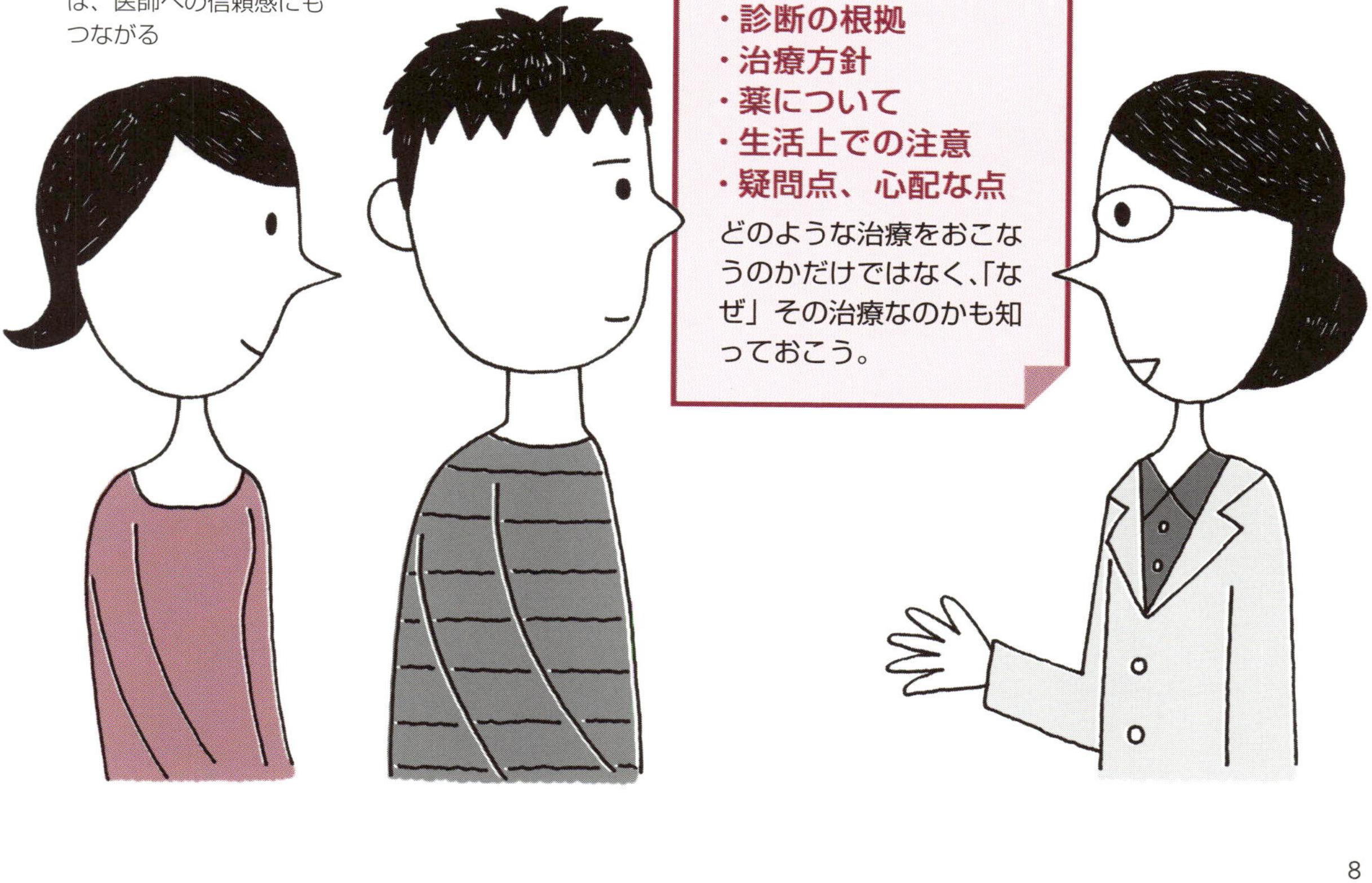

1
中心となる5つの症状がある

「統合失調症スペクトラム」は、
妄想、幻覚、支離滅裂な考え方……などの
中心となる5つの症状に注目した新しい診断のしかたです。
それぞれの症状をくわしくみていきましょう。

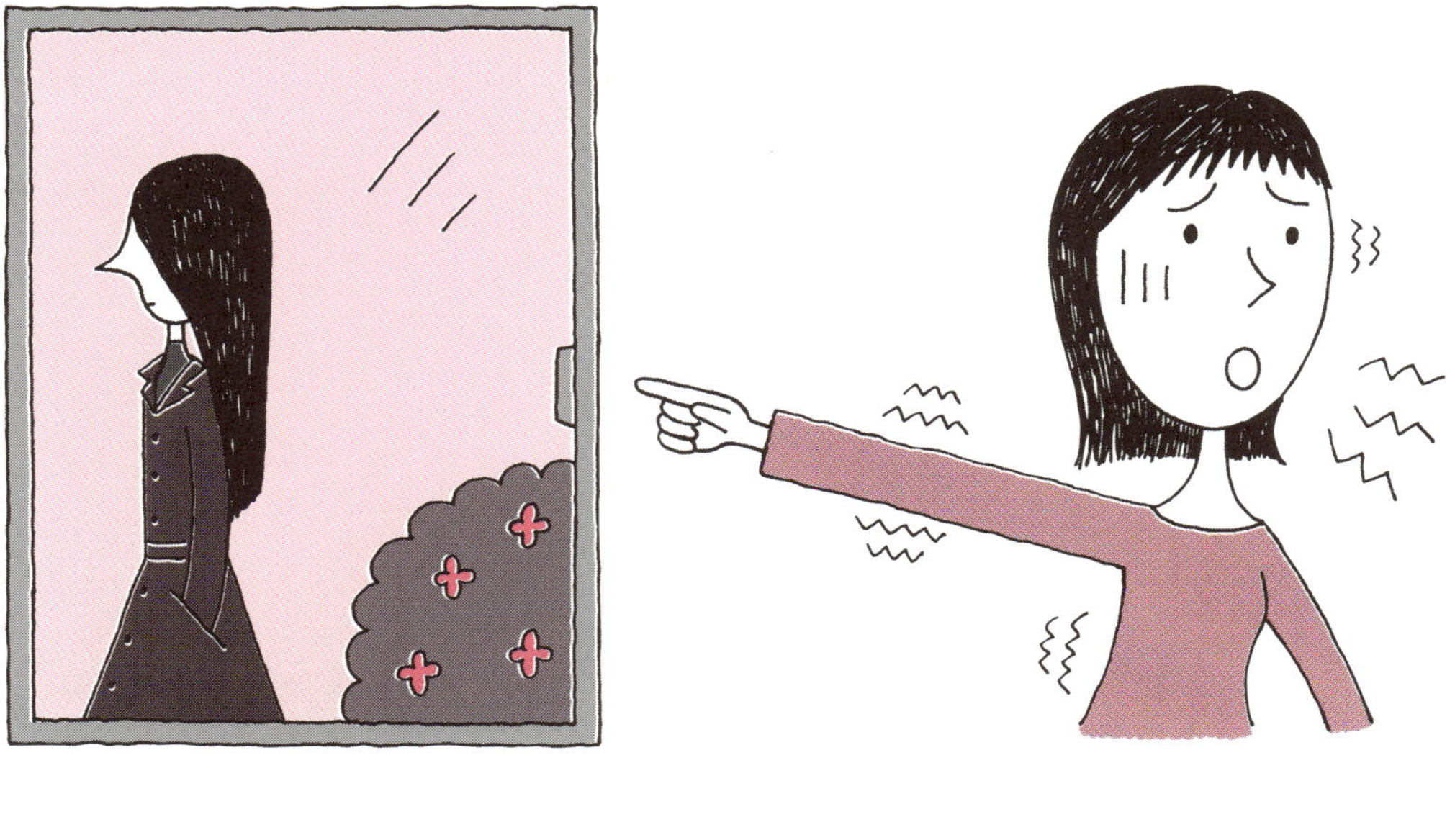

統合失調症スペクトラムとは

統合失調症と似た障害・病気のまとまり

統合失調症やそれに連続する障害や病気を、ひとつのまとまりとする「統合失調症スペクトラム」という考え方を紹介します。これはDSM-5（『DSM-5精神疾患の診断・統計マニュアル』）で示されました。

五つの症状の現れ方で診断される

従来、精神科での診断は、それぞれの症状をみて、別々の病気や障害に分類していました。しかし近年では、個々に限定せず、症状の数やその程度によって重症度が変わると考え、ひとつのまとまりとしてとらえる診断方法に変わりつつあります。これが「スペクトラム」という考え方です。

統合失調症の場合、着目する症状は12ページから紹介する五つです。似た症状をもつまとまりを「統合失調症スペクトラム」とすることで、経過の途中で診断が変わっても治療を継続してでき、その後の経過や将来の展望に幅をもたせられるようになりました。

スペクトラムの考え方

症状の現れ方をみて「どの程度ならこの病気」というように線引きするのではなく、ひとつの大きなまとまりとみなすことで、診断基準と病気の定義を明確にします。

進行しにくい

妄想性障害

- **症状**
  妄想だけが現れる
- **期間**
  １ヵ月以上

→32ページ

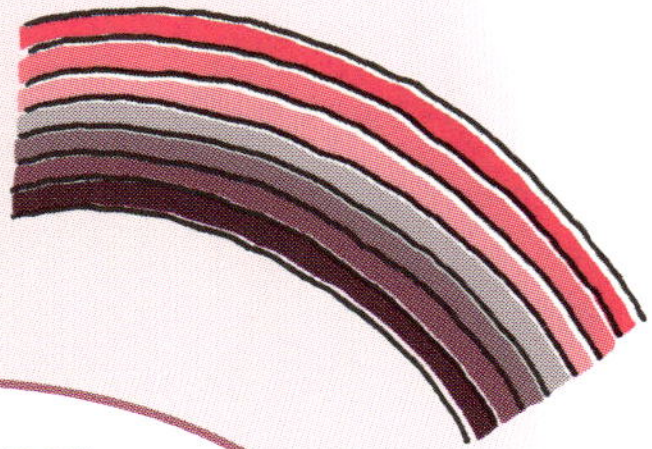

スペクトラムとは光がプリズムを通るとできる虹色の連続体のこと

統合失調型パーソナリティ障害

- **症状**
  対人関係が苦手、風変わりな行動をする、など
- **期間**
  成人までに徐々に現れる

→34ページ

進行性

統合失調症

・症状

妄想、幻覚、思考障害、まとまりのない行動、陰性症状のうち２つ以上が現れる。現れる症状のうち、少なくとも１つは幻覚、妄想、思考障害のどれか

・期間

６ヵ月以上

→26ページ

統合失調症様障害

・症状

妄想、幻覚、思考障害、まとまりのない行動、陰性症状のうち、２つ以上が現れる

・期間

１ヵ月以上６ヵ月未満

→28ページ

短期精神病性障害

・症状

妄想、幻覚、思考障害、まとまりのない行動のうち、１つ以上が現れる

・期間

１日以上１ヵ月未満

→30ページ

統合失調感情障害

統合失調症の症状と併せて、うつや躁の症状が現れる。実際に診断されることは少ない

→29ページ

2つの診断基準

厚生労働省といった日本の行政機関では、ICD－10に基づく分類が使われていますが、精神科の実際の診療では診断にDSM－5が使われています。

DSM－5

アメリカ精神医学会が作成した診断基準。診断の根拠となる症状を限定することで、より簡便に診断ができるよう構成されています。

ICD－10

世界保健機関が作成した「疾病及び関連保健問題の国際統計分類」のこと。病気の分類や診断基準としても使われています。

症状①妄想

ありえないのに本当のことだと信じ込む

現実にはありえないことを、本人は真実だと思い込み、おびえたり、敵意を抱いたりすることがあります。これは統合失調症スペクトラムに特徴的な「妄想」という症状です。

まわりの人が訂正しても聞き入れられない

妄想が起こると、ありえない内容でも、本人はそれが真実だと確信しているため、周囲の説得にも耳を貸しません。妄想が起こるのは、思考の内容に障害が出るためです。思考とは、身のまわりのできごとを関連づけて筋道を立てたり、判断したり、まとめたりするといった精神活動を指します。

思考の内容が障害されると、誤った思い込みをもつだけでなく、「違う考え方があるかもしれない」などの柔軟で客観的な考え方ができなくなります。そのため、周囲の人が「それは真実ではない」と、明らかな証拠をみせて説得しても、本人はそれを受け入れられません。

妄想の種類

妄想は自分に関係する内容のものが多く、そのパターンから大きく4つに分けられます。なかでも「被害妄想」や「誇大《こだい》妄想」がよくみられます。

自分の価値を過小評価する

微小妄想

自分を能力のない、価値のない存在だと思い込む妄想で、「財産をなくしてしまった（貧困妄想）」「健康に深刻な問題がある（心気妄想、疾病妄想）」などがあります。

自分ではないものが体の中にいる

身体妄想

「自分の体が霊などに乗っ取られた（憑依《ひょうい》妄想）」や「自分は別のものに変身できる（変身妄想）」など自分の体がいつもとは違う状態になっていると思い込みます。

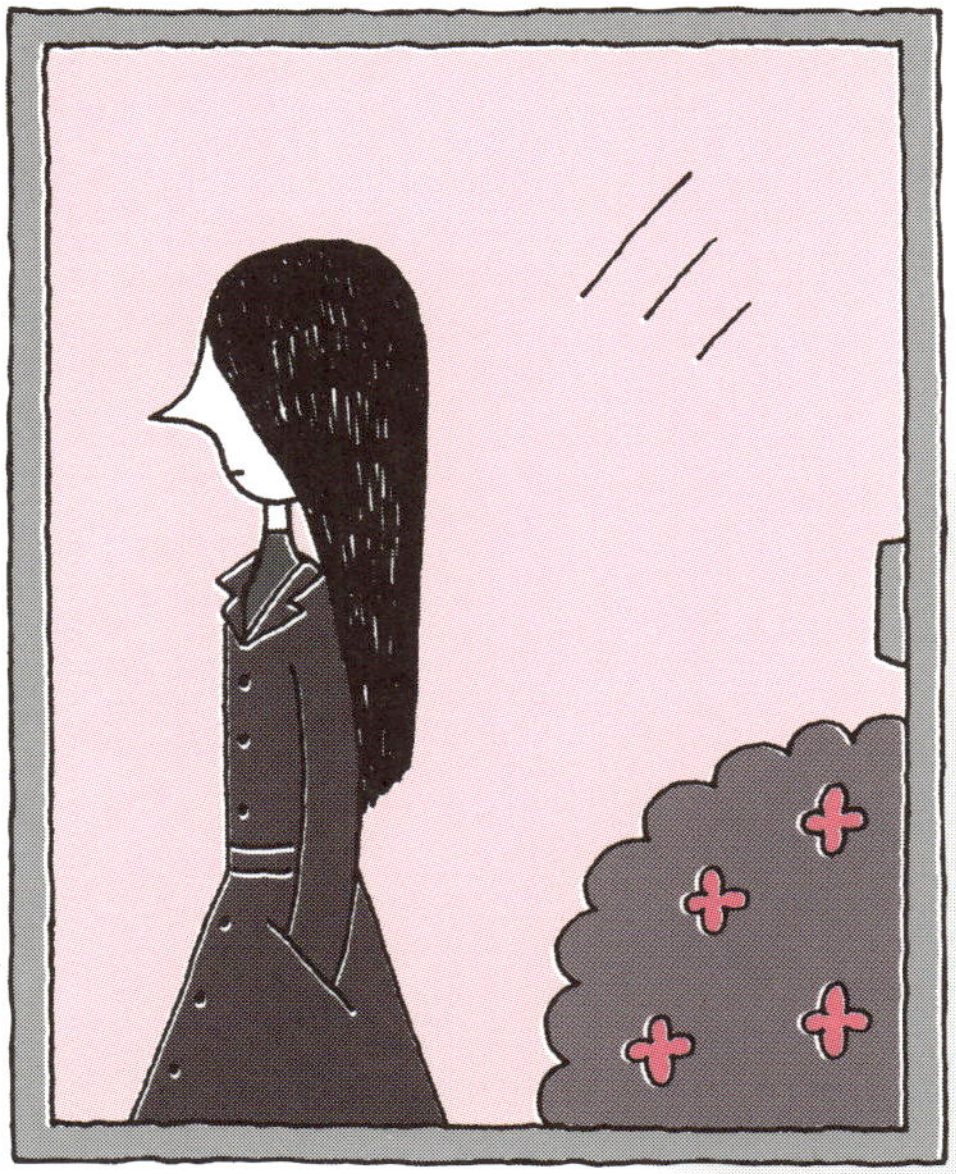

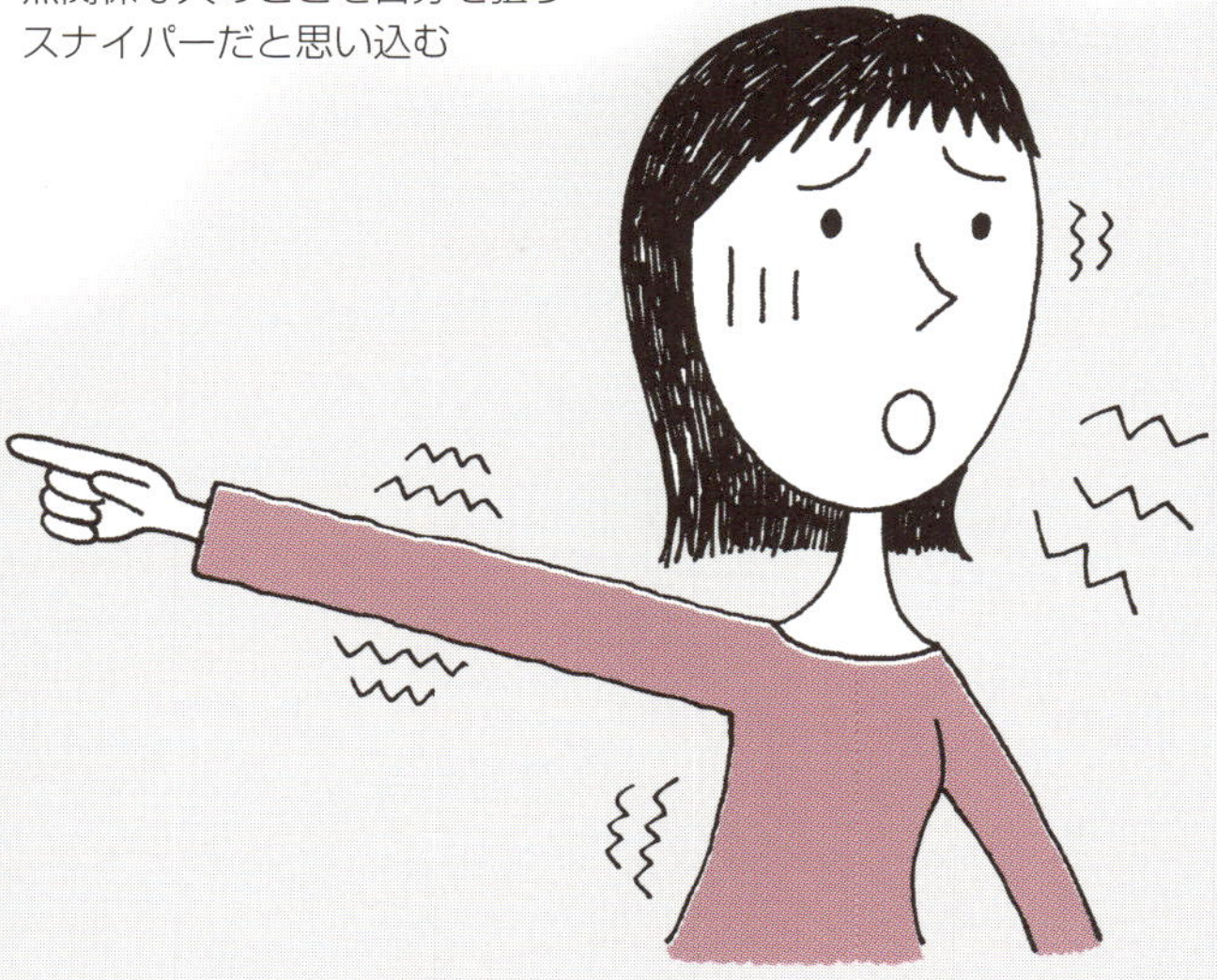

家の前にいた、というだけで、
無関係な人のことを自分を狙う
スナイパーだと思い込む

いくつかの妄想が組み合わさることもある

たとえば「自分は国家の重要人物だから（誇大妄想）、いつも見張られている（被害妄想）」といった具合に、いくつか組み合わさることも少なくありません。

他人から攻撃されていると思い込む

被害妄想

「見張られている（注察妄想）」「尾行されている（追跡妄想）」「身のまわりのできごとがすべて自分に関係している（関係妄想）」など、周囲が自分を敵視していて、危害を加えようとしていると思い込みます。

自分の価値を過大評価する

誇大妄想

微小妄想とは逆に、自分の価値や能力を過度に高く思い込む妄想。「高貴な生まれ（血統妄想）」「著名人から愛されている（恋愛妄想）」「大発明や大発見をした（発明妄想）」など。

症状②幻覚

存在しないものを見たり聞いたりする

通常、私たちは外部からの刺激を五感でキャッチし、認識しています。ところが、統合失調症などでは、実際にはないものをあたかもそこにあるかのように感じる「幻覚」が起こります。

本人にとってはすべて真実

幻覚とは、幻の感覚。つまり、現実にはない「幻」を実際にあるかのように感じることです。五感すべてで起こる可能性がありますが、そのなかで特に現れやすく、本人を苦しめるのが幻聴です。

幻聴で聞こえるのは、ほとんどの場合が見知らぬ他人の声です。内なる声ではなく、外から、普通の会話として生々しく聞こえるのが特徴で、しかもその内容は本人への悪口や批判など、不愉快なものが多いようです。

症状が重い時期ほど幻聴がはっきり聞こえ、治療を受けて回復してくると、鮮明さが徐々にうすれ、やがて消えていきます。

幻聴

もっとも多い

- **自分についての話をしている声が聞こえる**（対話性幻聴）
  （例）「あの人って本当に嫌な人だよね」「そうだよね、最低な人間」
- **自分の行動を実況する声が聞こえる**（注釈《ちゅうしゃく》幻声《げんせい》）
  （例）「ドアを開けた」「電気をつけた」
- **自分の考えが声になって聞こえる**（考想化声、思想化声）
  （例）（相手を目の前にして）「今日の服装は似合っていなくて、変だな」
- **自分に命令する声が聞こえる**（命令性幻聴）
  （例）「早く死ね」「目の前のやつを殺せ」

幻視

●現実にはいないはずのものが見える
●自分の姿が見えることもある

存在しないものが目の前に見える状態です。自分自身の姿が見える「自己像幻視」が起こる場合もあります。

幻嗅《げんきゅう》・幻味

●実際にはしない嫌なにおいを感じる
●嫌な味がする

嗅覚や味覚の変調で、実際にはないものを感じてしまいます。しかも、嫌なにおいや味など、不愉快な感覚に襲われます。

幻触

●誰かに触れられている
●虫が体の上や中を這《は》っている

なにも触れていないのに、「触られている」「皮膚を虫が這っている」といった感覚が起こります。体の表面の感覚だけでなく、体内に寄生虫がいるなどの妄想を伴う場合も。

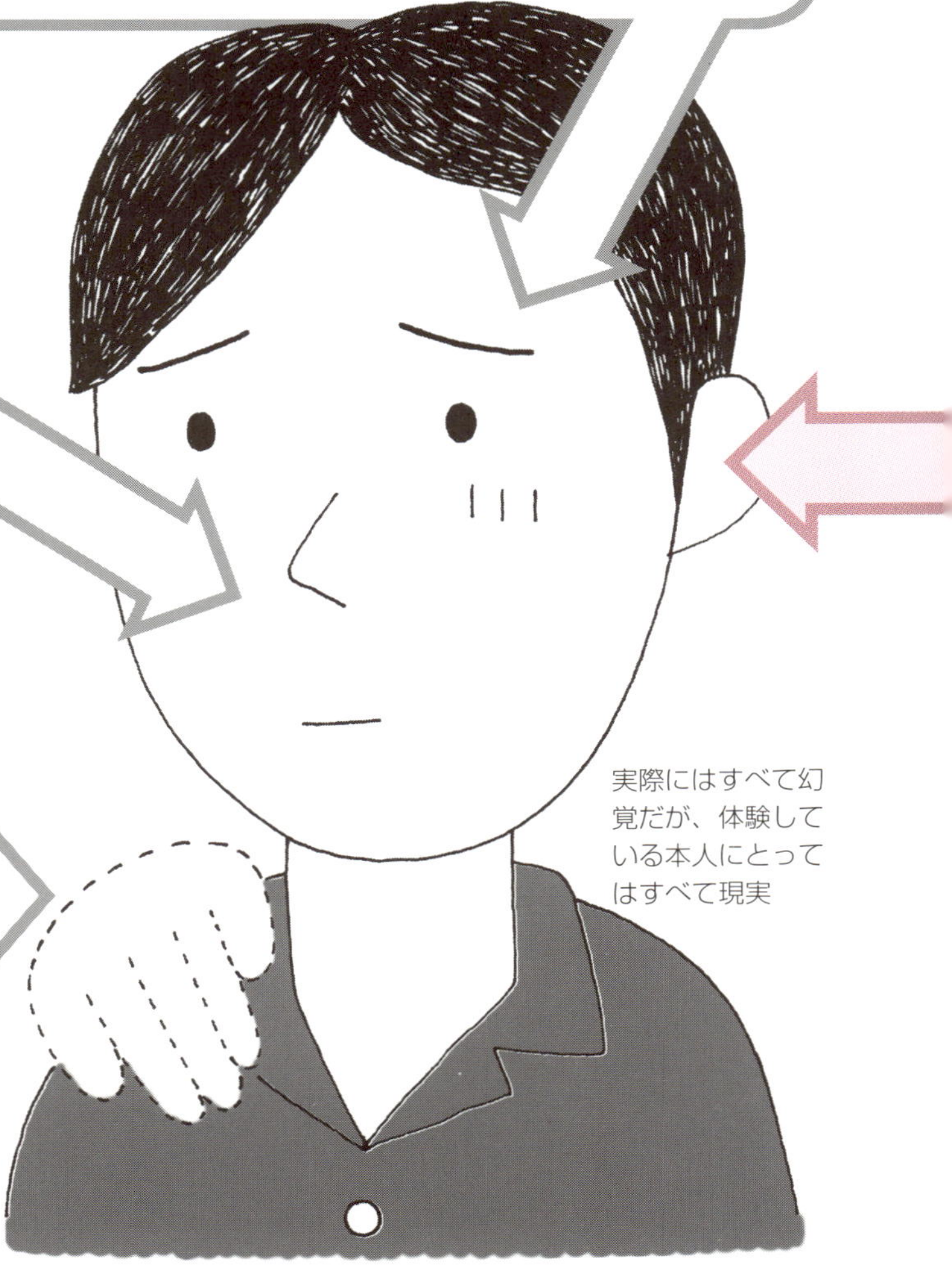

実際にはすべて幻覚だが、体験している本人にとってはすべて現実

症状③思考障害

思考がつながらず、バラバラになる

「妄想」が思考の内容に伴う障害とすると、思考の過程に伴う障害が「思考障害」です。考えがまとまらず、話がとびとびになったり、同じことを延々と繰り返したりといった症状が起こります。

さまざまな思考障害

思考とは、事実やできごとを適切な順番に並べ、長いひもでつなぐようなものです。しかし、この作業が滞り、ひもが途切れ途切れになったり、物事を誤った順番でつないだりしてしまいます。「させられ思考」と「支離滅裂」がよくみられます。

思考のスピードが落ちる

思考制止

特に原因がないのに、考えるスピードが遅くなったり、考えが滞ったりします。

誰かに命令されているように感じる

させられ思考

自分で考え行動しているのに「考えているのは自分」という感覚がなくなり、考えを押し付けられていると感じたり、自分の行動は外から操られていると錯覚します。

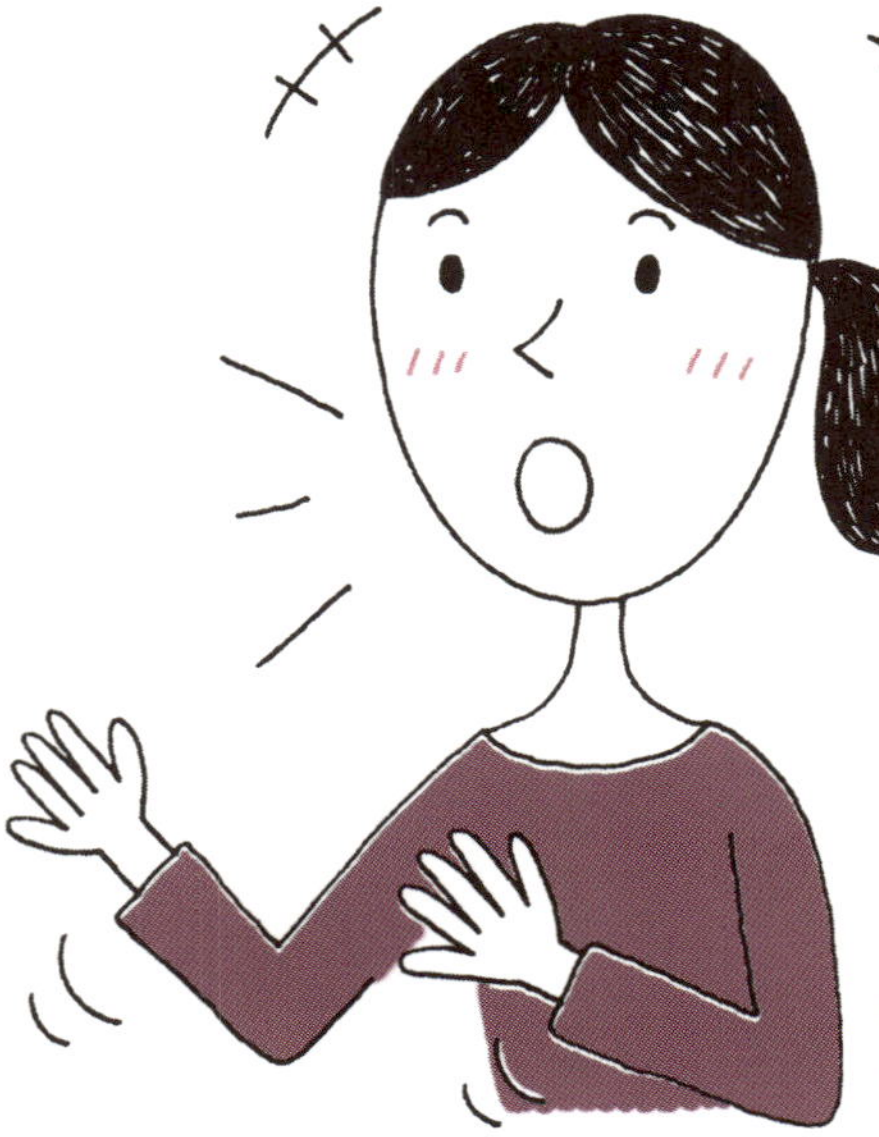

熱心に話していても、
相手に伝わらない

考えがスムーズにまとまらなくなる

私たちは、物事を考えるときにはその因果関係を推理して、筋道を立てて過程を追っていきます。ところが、思考障害が起こっている患者さんの脳内では、考えの流れ（過程）がスムーズに進まなくなっています。

考えが途切れ途切れになってまとまらなくなり、言うことや行動に一貫性がなくなります。また、ひとりでに考えがわき上がってコントロールできなくなるため、考えをまとめるのがさらに難しくなります。周囲の人には、患者さんの言っていることがわかりません。一方、患者さん本人は相手に理解されないつらさを抱えがちです。

急に思考が止まる

思考途絶《とぜつ》

なんのきっかけもなく思考の流れが急に止まり、考えるのを中断してしまいます。

Q 自分の考えが外に漏れている気がします。これも思考障害？

A それは思考障害ではなく、自我障害です。

自我とは「自分が自分である」という感覚のこと。自我がしっかりしていると、自分と他人との境界が保たれます。ところが、自我が障害されると、主体性がなくなり、自分と他人の境界もあいまいになってしまいます。

自分の考えが周囲に伝わっていると感じる「思考伝播《でんぱ》」などが現れます。

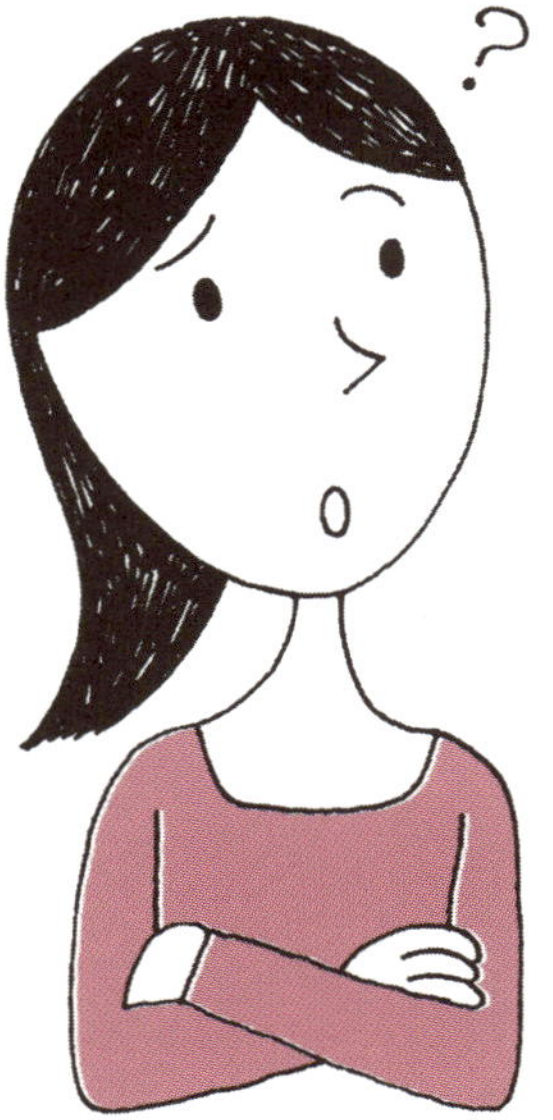

話がまとまらず、一貫性がない

支離滅裂

「思考滅裂」ともいい、思考がまとまらず、話している内容に一貫性がなくなります。相手の言っていることもすぐには理解できず、会話がかみ合いません。

「言葉のサラダ」状態になってしまうことも

話の内容が無関係な言葉の羅列になり、まるでミックスサラダのような状態です。例えば「子猫がかぼちゃだから明日は飛行機だ」という具合です。

一つの考えにとらわれる

支配観念

特定の考えに常にとらわれてしまい、それ以外のことが頭に浮かばなくなります。

話が脱線する

観念奔逸《ほんいつ》

考えることが次から次へとわき上がり、話がどんどん脱線します。考えのスピードに追い付こうと早口になるのも特徴。

症状④まとまりのない行動

急に興奮したり、まったく反応しなくなる

病気を発症してすぐは、本人の頭の中が過敏になっていて、ちょっとした刺激にもオーバーに反応してしまいます。また、妄想などで不安に陥りやすく、興奮や暴力などの問題が起こりやすくなります。

興奮する

気持ちが高ぶって激しい行動をとるだけでなく、攻撃的になったり、奇妙な行動をとったりと、さまざまな症状が現れます。

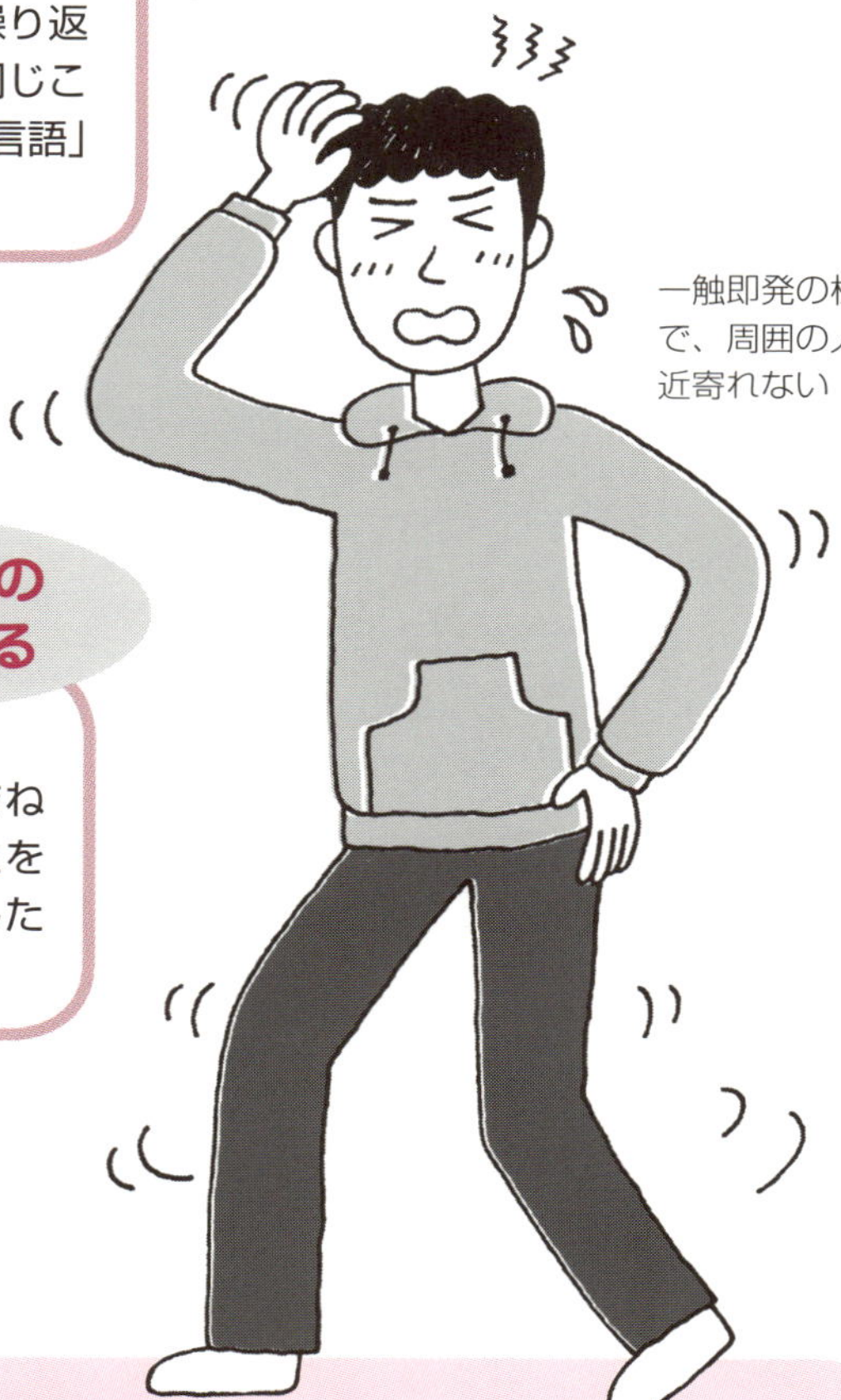

一触即発の様子で、周囲の人は近寄れない

意味もなく同じことを繰り返す

常同症

同じ動作を何度も繰り返す「常同行為」や、同じことを何回も言う「常同言語」などがみられます。

ほかの人のまねをする

反響症状

ほかの人の動作をまねしたり、言われたことをおうむ返しに繰り返したりします。

暴力につながることも

妄想によって自分に危険が迫っているという恐怖を感じると、暴力につながる場合があります。周囲が頭ごなしに本人を否定したり、バカにしたような態度をとると、症状がますます強くなります。

同じ姿勢で固まる

カタレプシー

急に体を固くして動かなくなり、他人に指示されればそのままの姿勢で静止します。

指示を聞かない

拒絶症

食べたり、入浴したり、着替えたりといった、ごく日常的な指示でも強く拒絶します。

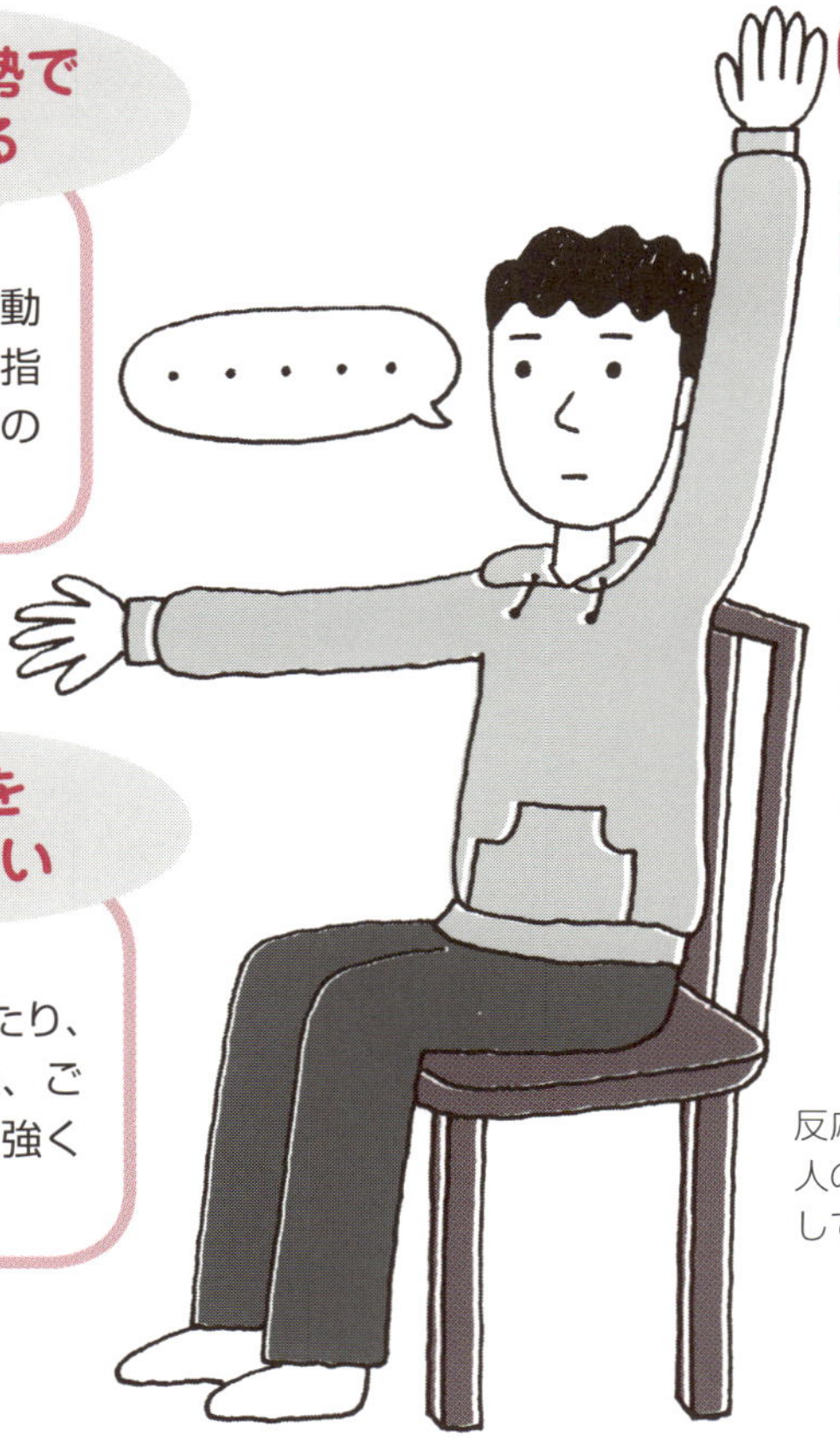

反応はしないが、本人の意識ははっきりしている

反応がなくなる

意識がはっきりしているのに、まったく反応しなくなる状態で、「昏迷《こんめい》」と呼ばれます。ただ、あまりみられない症状です。

まったく反応しなくなる

無言症

話しかけられてもいっさい答えず、自分から言葉を発することもなくなります。

2つの状態を繰り返す

興奮と昏迷を繰り返すこともあります。ただし、今は統合失調症の軽症化が進んだ（42ページ参照）ため、このタイプはほとんどみられなくなっています。

興奮も昏迷も急に症状が現れる

激しく興奮したり、攻撃的になったり、すべてのことに無反応になったりすることが急性に生じることがあります。これを「緊張病性症状」といい、落ち着きなくソワソワするなどの軽い症状から、壁に体当たりする、足を踏み鳴らすといった激しいものまでさまざまです。

攻撃的な言動をする背景には、妄想によって自分に危険が迫っていると感じるなどの病的体験があります。

症状⑤陰性症状

感情がなくなって、ふさぎ込む

発症直後は、精神活動が過剰になってさまざまな症状が現れます。しかし、精神的なエネルギーが不足してくると、今度は精神活動が極端に低下します。

感情が鈍くなる

感情の動きが鈍くなり、起伏も乏しくなります。また、状況に適した感情がわかなくなり、その場にそぐわない表情をすることもあります。

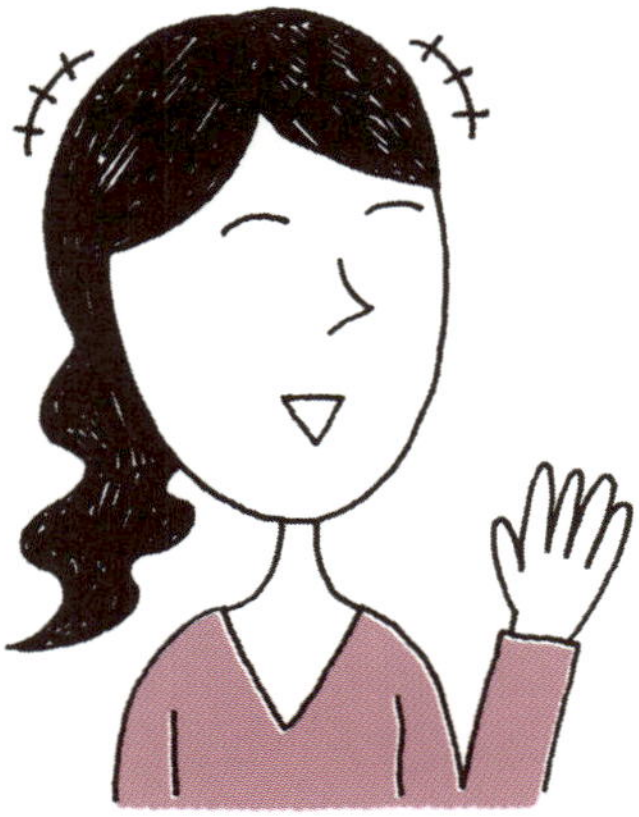

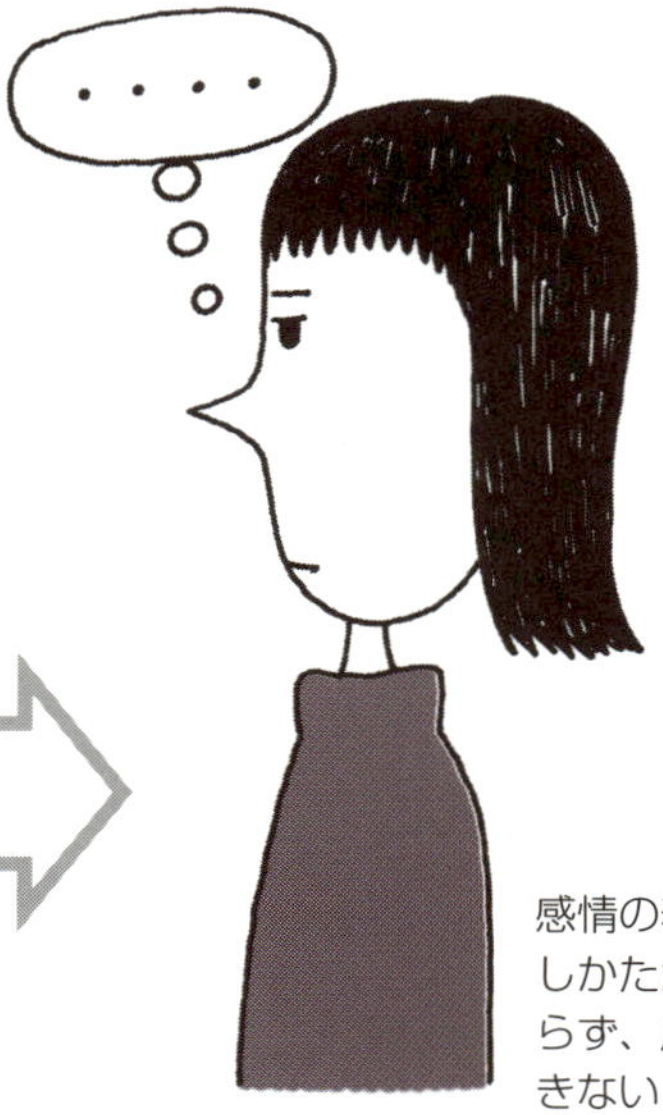

- 表情が乏しくなる
- 視線を合わせなくなる
- 言葉の抑揚がなくなる
- 身ぶりが少なくなる

感情の表現のしかたがわからず、反応できない

妄想や幻覚が落ち着いてから現れる

妄想や幻覚などの激しい症状が落ち着いてくると、「陰性症状」が現れます。陰性症状とは、その名のイメージのように「うつうつとした状態」に陥ること。感情の動きが鈍くなったり、意欲が低下したりします。

陰性症状はほかの症状と比べて目立たないため、周囲の人には症状にみえず、「やる気の問題」「努力が足りない」などと誤解されがちです。しかし、陰性症状は病気が慢性化してから現れやすく、引きこもりにつながりやすいものです。症状に気づき、対応する姿勢が、本人にも周囲の人にも欠かせません。

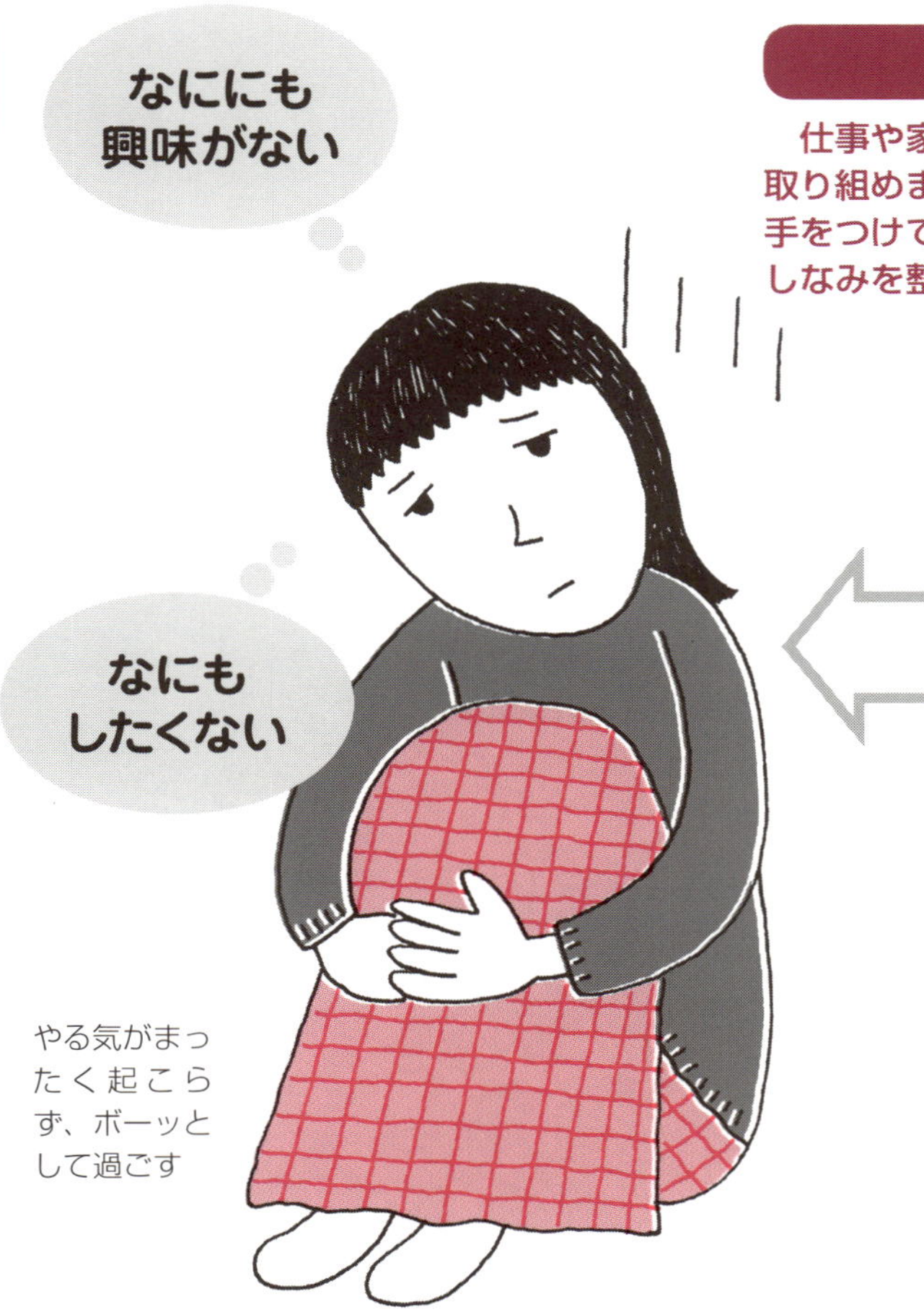
なににも
興味がない
なにも
したくない

やる気がまったく起こらず、ボーッとして過ごす

意欲が低下する

仕事や家事、勉強などへの意欲がなくなり、すすんで取り組めません。しかも、集中力が低下しているために、手をつけても続けられません。入浴、着替えなど、身だしなみを整えることにも気を配らなくなります。

- ●なにかを自発的にすることがなくなる
- ●長い時間ずっと座ったままで動かない
- ●仕事など「社会への参加」をしようとしなくなる

うつ病とは違う

陰性症状は、一見「うつ病」と似ていますが、「自分を責める気持ち」や「死にたいという気持ち（希《き》死《し》念《ねん》慮《りょ》）」が起こらないなど、うつ病とは異なります。（→38ページへ）

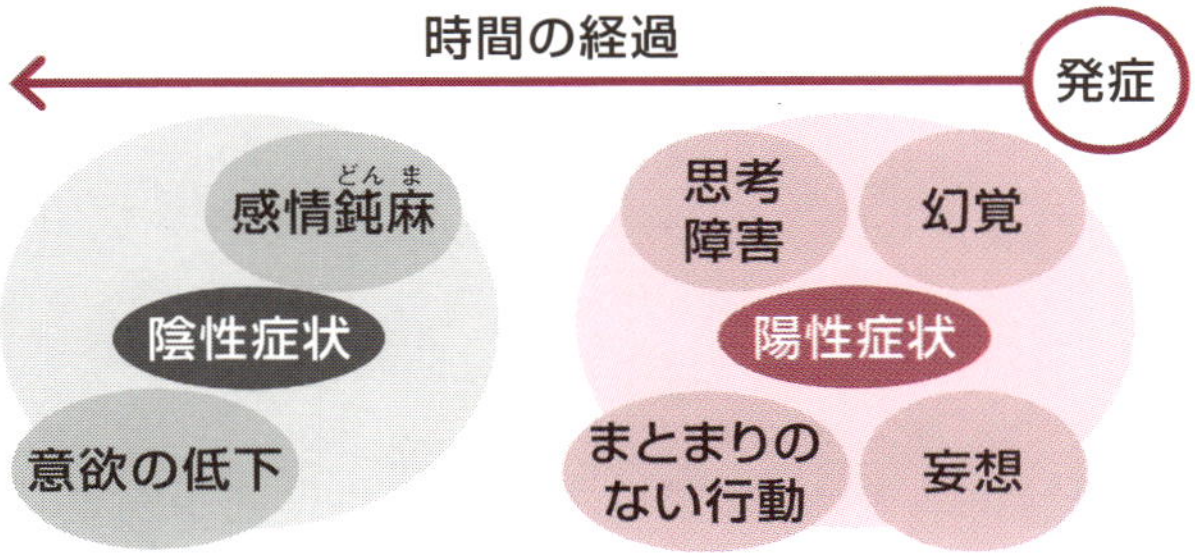
時間の経過
発症
感情鈍《どん》麻《ま》
陰性症状
意欲の低下
思考
障害
幻覚
陽性症状
まとまりの
ない行動
妄想

陰性症状の現れ方

発症後すぐは、幻覚や妄想、思考障害などの「派手な」症状が起こります。これを「陽性症状」といいます。統合失調症の症状というと陽性症状を思い浮かべる人が多いのですが、実際には陰性症状のほうが経過が長く、治療も難しいのです。

発症の原因

脳の誤作動、体質、環境がかかわる？

かつての統合失調症は、性格の異常などとの誤解や偏見をもたれていましたが、現在では、脳になんらかの誤作動が起こっていることがわかってきています。

考えられていること

脳になんらかの誤作動が起こっていることは確かです。ただ、どのような誤作動が、なぜ起こっているかは、今も研究がおこなわれているところです。

脳の誤作動　神経伝達物質が出すぎる

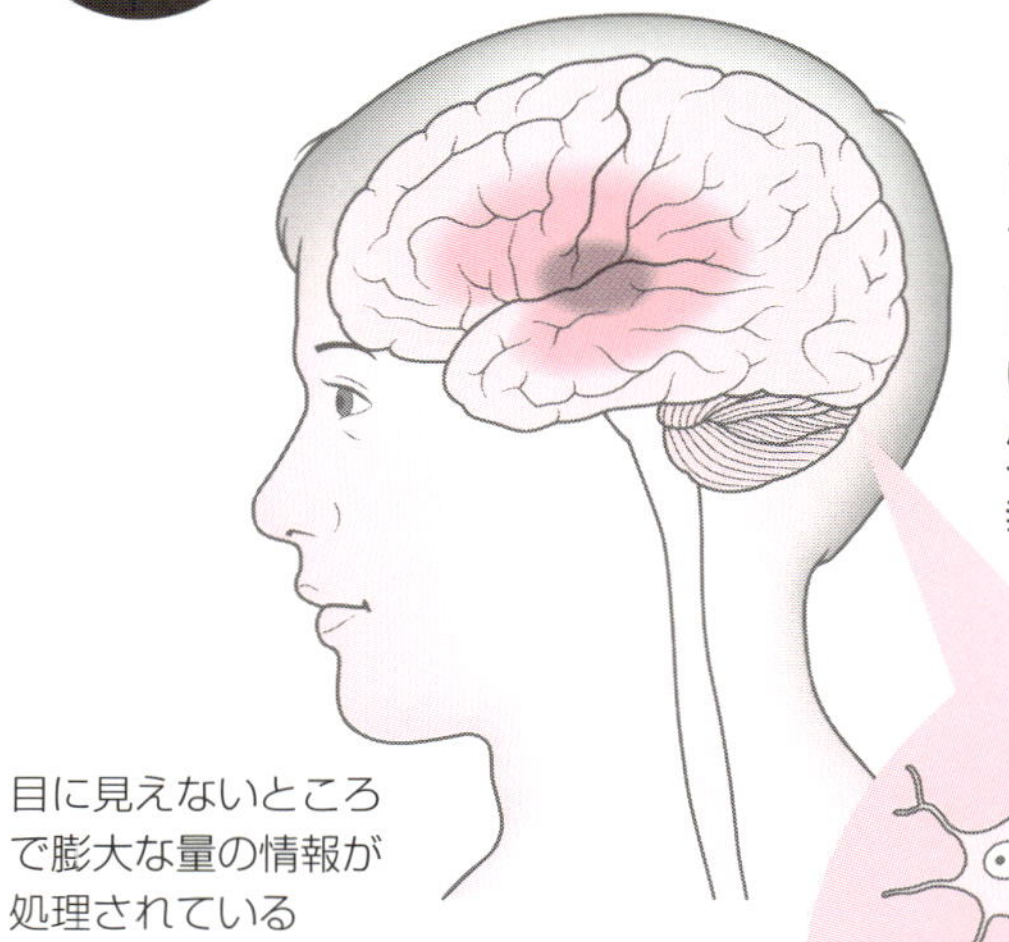
目に見えないところで膨大な量の情報が処理されている

脳には無数の神経細胞があり、そのネットワークでたくさんの情報を処理しています。このときに活躍するのが「神経伝達物質」。神経細胞は、いろいろな種類の神経伝達物質をやり取りすることで、情報を伝え合っているのです。

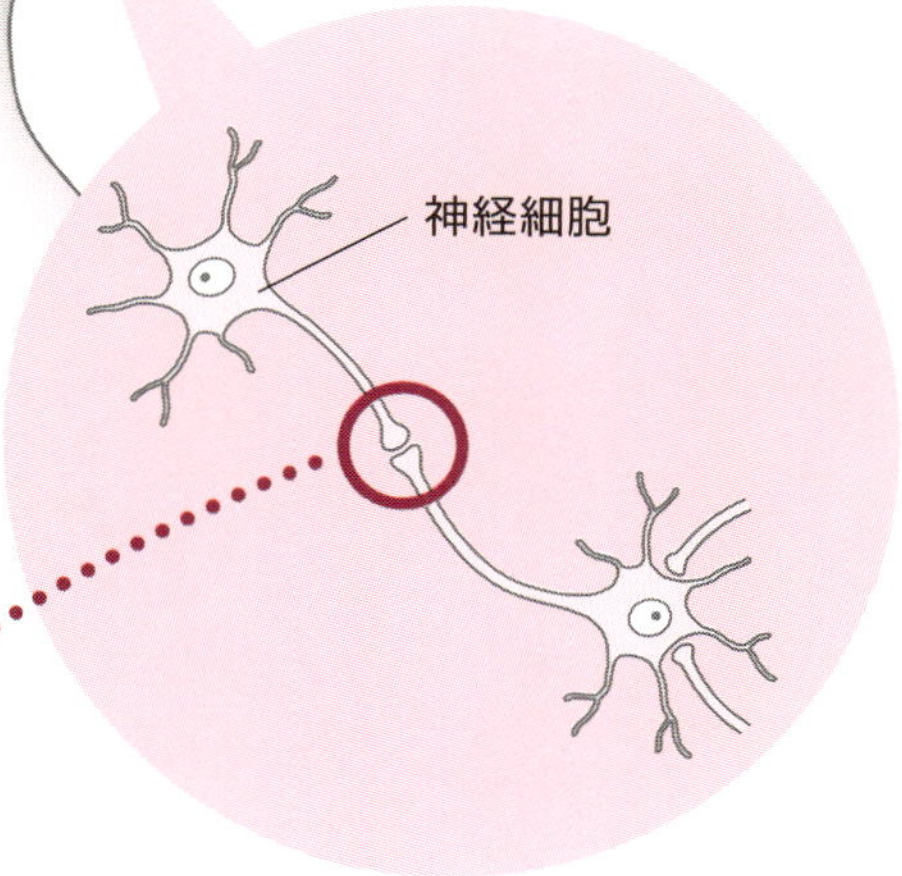
神経細胞

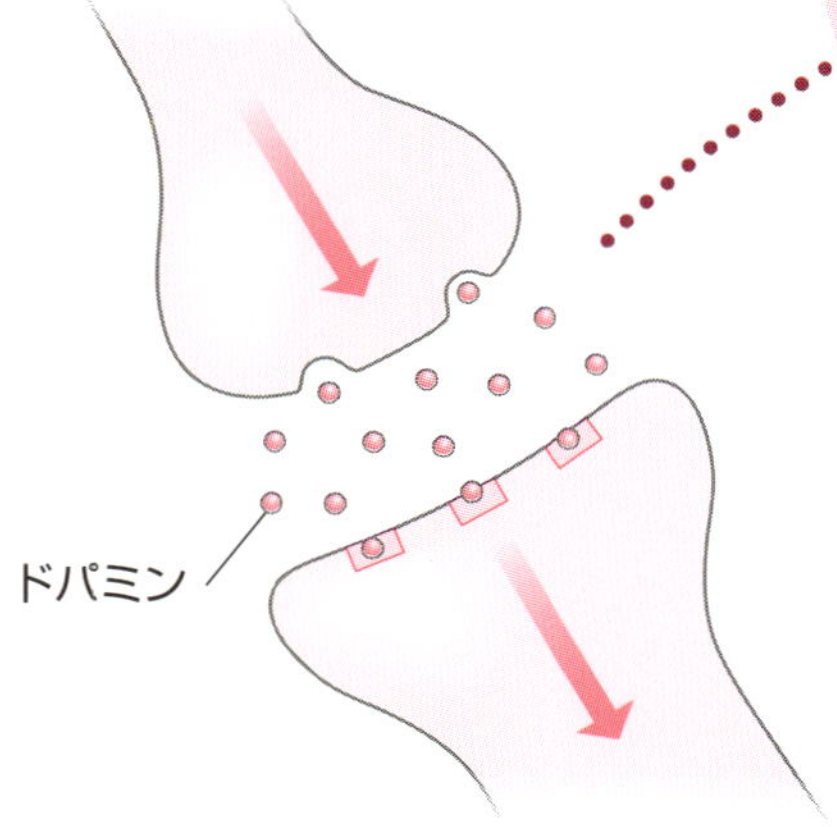
ドパミン

統合失調症スペクトラムと関係が深いと考えられる神経伝達物質が「ドパミン」です。感情、注意、意欲などにかかわり、そのドパミンが過剰になるために、異常な興奮や緊張が起こると考えられています。

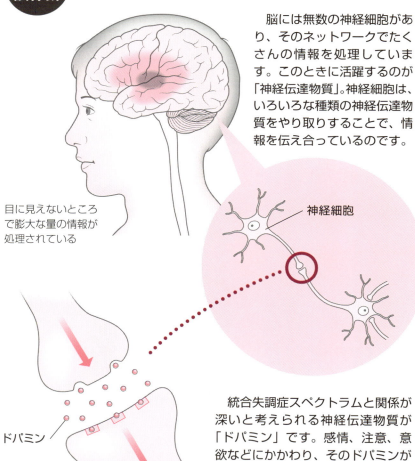

体質　その人がもつ「ストレス脆弱性《ぜいじゃくせい》」が関係する

「体質的にストレスに弱い（脆弱性がある）」ことが統合失調症スペクトラムの原因のひとつと考えられています。そのため、進学や就職などストレスがかかりやすいできごとが、発症のきっかけになることがあります。

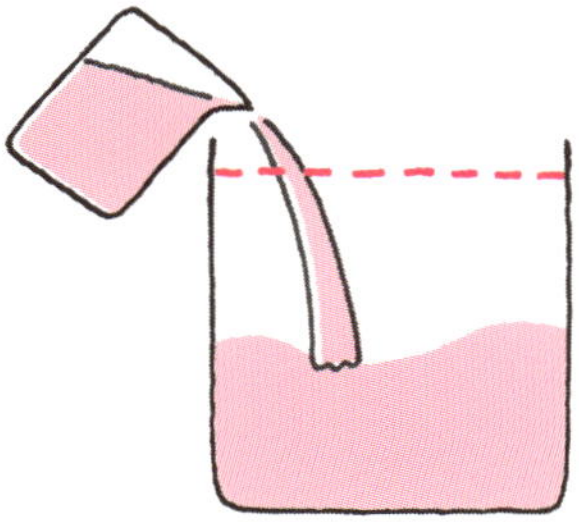

水はストレスを示す。ストレスに耐えられる人は限界まで余裕がある

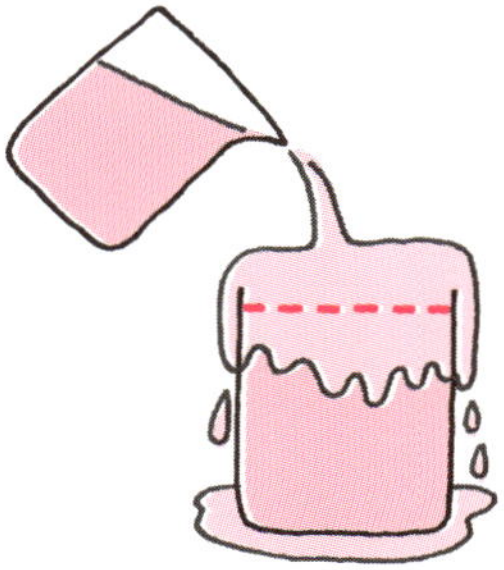

ストレス脆弱性があると、少ないストレスでも水があふれてしまう

環境　胎児から生まれ育つまでの環境が影響する

出生前の胎内の環境などが発症に影響するという研究結果があります。なお、「養育環境が悪かった」という誤解がありますが、虐待などのケースを除いて、家庭環境が発症に関係することはありません。

胎児期　妊娠後期のウイルス感染が胎児の脳に影響を及ぼす可能性が高いと考えられている

▼

出生時　統合失調症の患者さんは、低体重で生まれた割合がそうでない人にくらべて少し高い

▼

小児期・思春期　アルコールや薬物の乱用、喫煙などが発症のリスクを高める

さまざまな原因で脳が誤作動を起こす

発症には、本人の体質や環境、ストレスなど、さまざまな要因がかかわっています。これらの原因が組み合わさったうえに、なんらかのきっかけで、脳のバランスが乱れると考えられているのです。

Q　統合失調症は遺伝する？

A　必ずしもそうとは限りません。

脳の発達やストレス脆弱性には体質がかかわっているため、統合失調症の発症に遺伝的な要因がかかわっていることは確かです。しかし、遺伝子が同じ一卵性双生児で、二人とも統合失調症を発症する確率は四八％といわれ、遺伝だけが発症を決めるわけではないのもまた確かです。

遺伝はリスク要因ではありますが、発症しない可能性も高いのです。

Column

「カルボニルストレス」がたまると発症する？

「カルボニルストレス」とは体内の物質の変化の一つ

　統合失調症などの病気がなぜ起こるのかは、今も研究が進められていて、発症にかかわる要因がいくつか明らかになっています。その一つに「カルボニルストレス」があると報告する研究グループがあります。

　カルボニルストレスとは、体内に「ペントシジン」という物質がたまり、これを取り除く働きをもつビタミンB_6が足りなくなった状態です。

　ペントシジンは、糖や脂質、たんぱく質などがカルボニル化合物と反応してできる物質です。ペントシジンは糖尿病や腎障害でたまりますが、統合失調症では、糖尿病と腎障害がないのにたまる人が四割程度いることが報告されています。これらの物質の血中濃度が変化した状態を「カルボニルストレス」と呼びます。

カルボニルストレスを解消できない人がいる

　ある研究では、統合失調症と診断された人のうち、約四割でペントシジンが体内に蓄積されていて、その濃度は平均の約一・七倍にもなったと報告されています。また、カルボニルストレスが強いほど、抗精神病薬（50ページ参照）が効きにくいことが報告されています。カルボニルストレスはドパミンとは別のメカニズムで統合失調症などの発症にかかわっている可能性があります。

　今後は、血液中のペントシジンやビタミンB_6の濃度を調べることで、カルボニルストレスが関連する統合失調症の予防や診断、治療が可能になると期待されています。

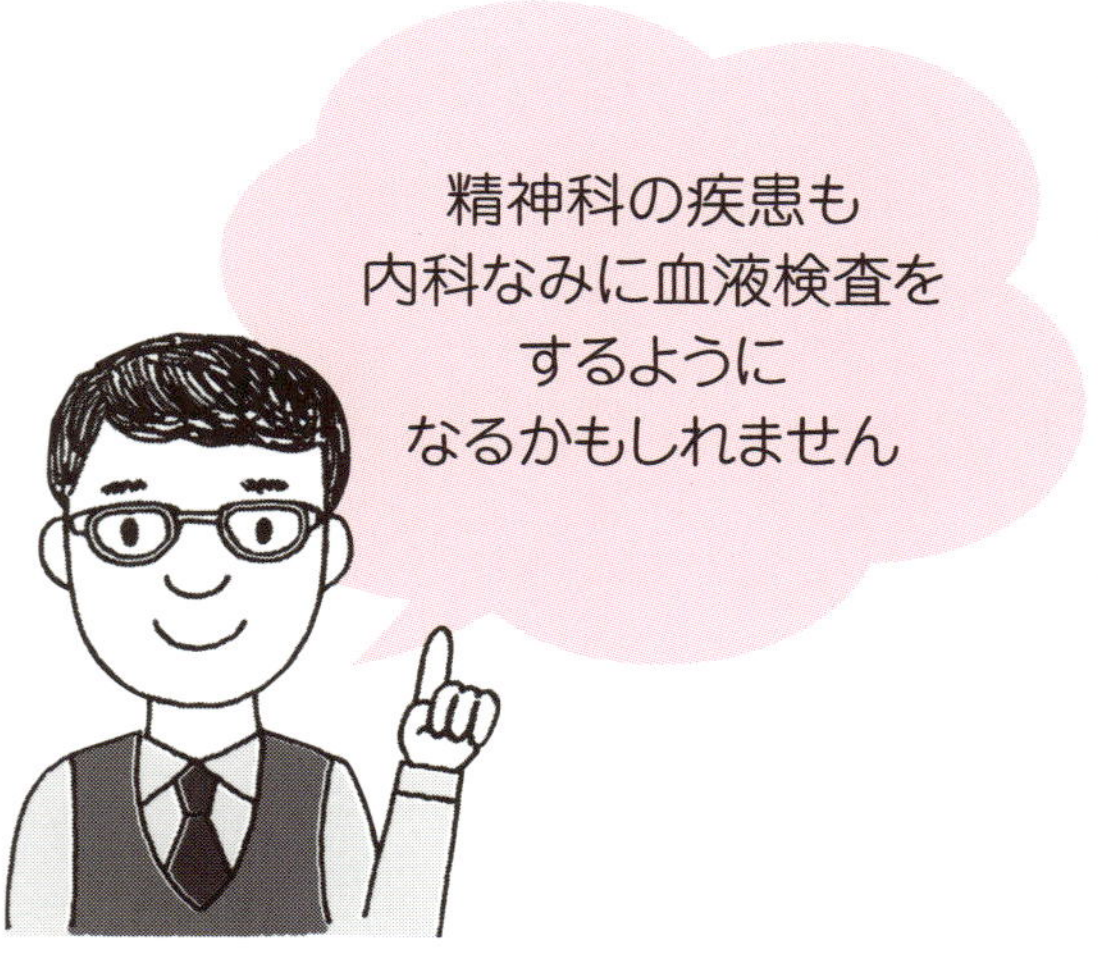
精神科の疾患も内科なみに血液検査をするようになるかもしれません

2
統合失調症スペクトラムと周辺の病気

統合失調症スペクトラムの主な5つの病気や障害の特徴を紹介します。

また、統合失調症スペクトラムに似ていても治療や経過が異なるほかの病気もあるため、その違いも知っておきましょう。

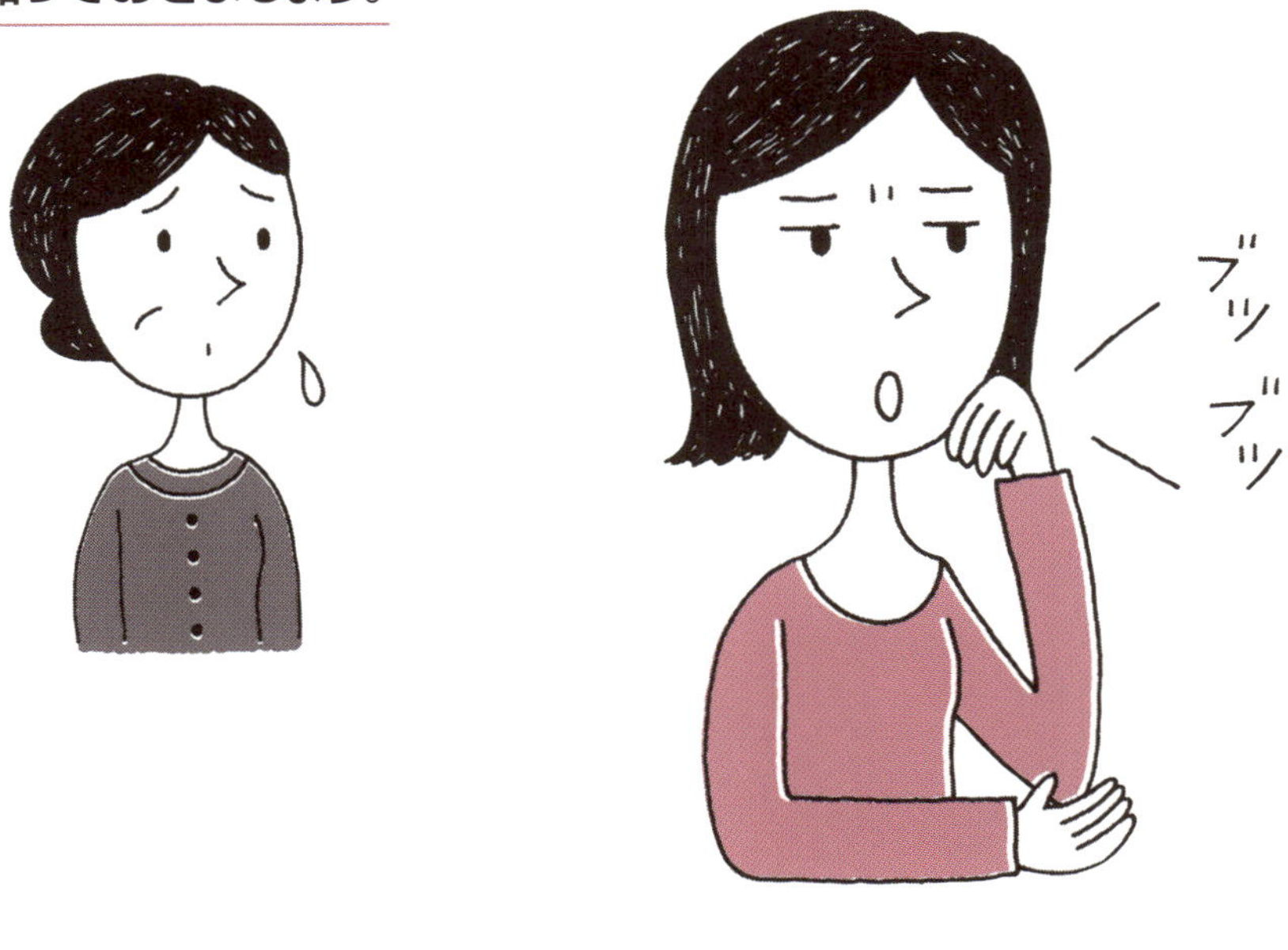

統合失調症スペクトラム①

ゆっくり回復に向かう「統合失調症」

統合失調症は思春期・青年期に発症しやすいため、人生設計や社会生活への影響が大きい病気です。治療に取り組み、社会に復帰するためにも、病気の経過についてよく理解することが欠かせません。

4つの病期を経る

統合失調症は経過の長い病気ですが、症状の特徴から、大きく4つのステージに分けられます。

前駆期《ぜんくき》

前触れとなる症状（下記）が現れる時期です。ただし、これらは不安障害やうつ病などでもみられる症状で、このような症状が起こっても実際に統合失調症に移行するのは20%ほどです。

- 焦燥感《しょうそうかん》がある
- 物音や光に敏感になる
- 抑うつ状態になる
- 食欲不振になる
- 不眠になる　など

急性期

妄想や幻覚などの症状が強く出る時期です。本人には病気であるという自覚（病識）がない場合がほとんどで、その症状から対人関係や社会生活に支障をきたすようになります。

- 妄想が現れる
- 幻覚が現れる
- 興奮状態になる
- 過覚醒になる

↓

交感神経が強く働いた状態。昼夜が逆転したり、人とのコミュニケーションが難しくなったりします。

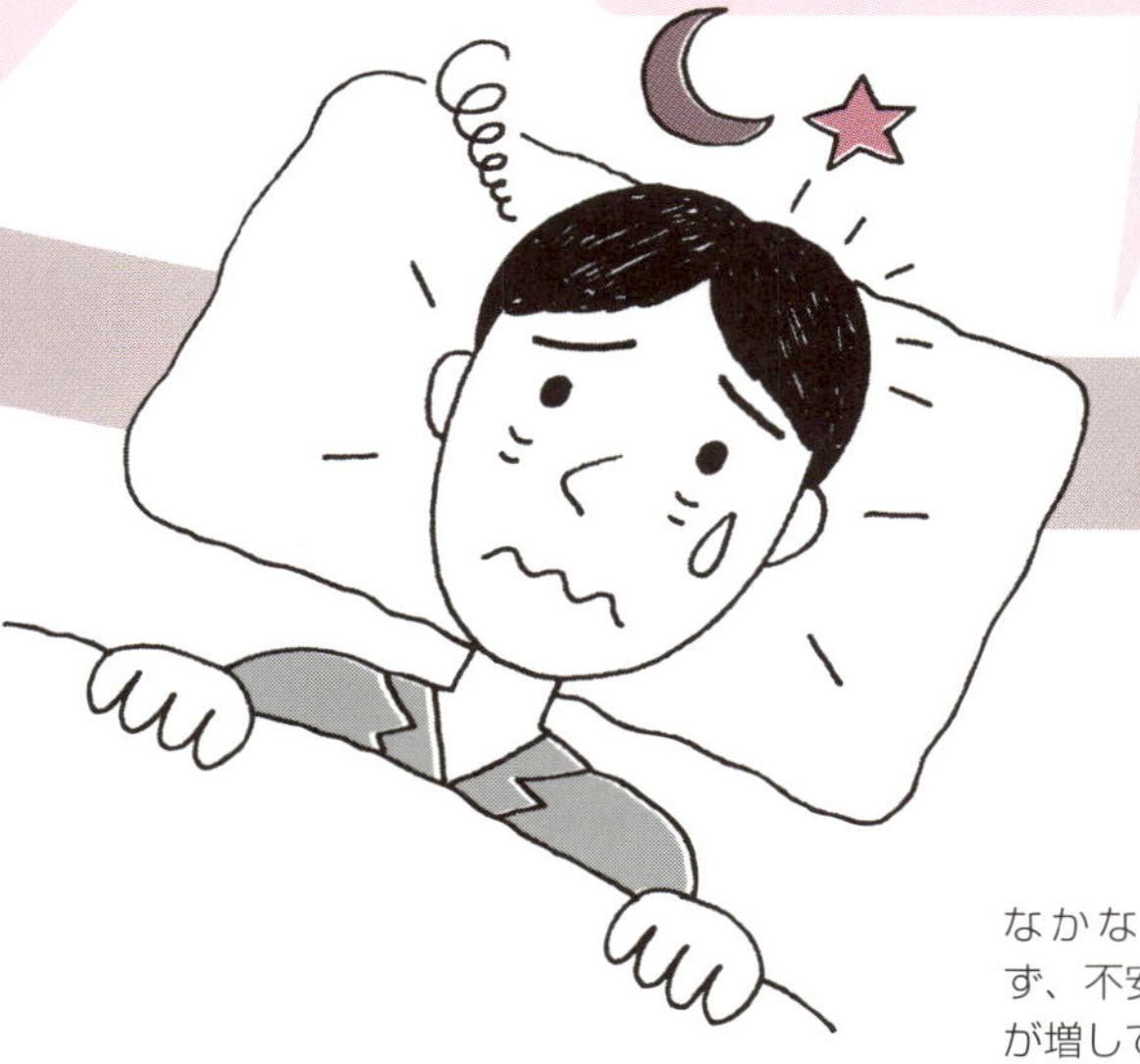

なかなか寝つけず、不安な気持ちが増していく

消耗（休息）期

急性期が１～２ヵ月続いたあと、徐々に陰性症状が出てきます。急性期に消耗したエネルギーを蓄える時期で、「休息期」ともよばれます。

・陰性症状（感情が鈍くなる、など）が現れる
・倦怠感《けんたいかん》、不安感、焦燥感などの自覚症状が現れる

回復期

心身のエネルギーが回復してきて、「安定している」と感じられるようになる時期です。ただ、陰性症状は続くので治療は継続します。リハビリテーションはこの頃から始めます。

・陰性症状は続く
・少しずつ安定感が出てくる

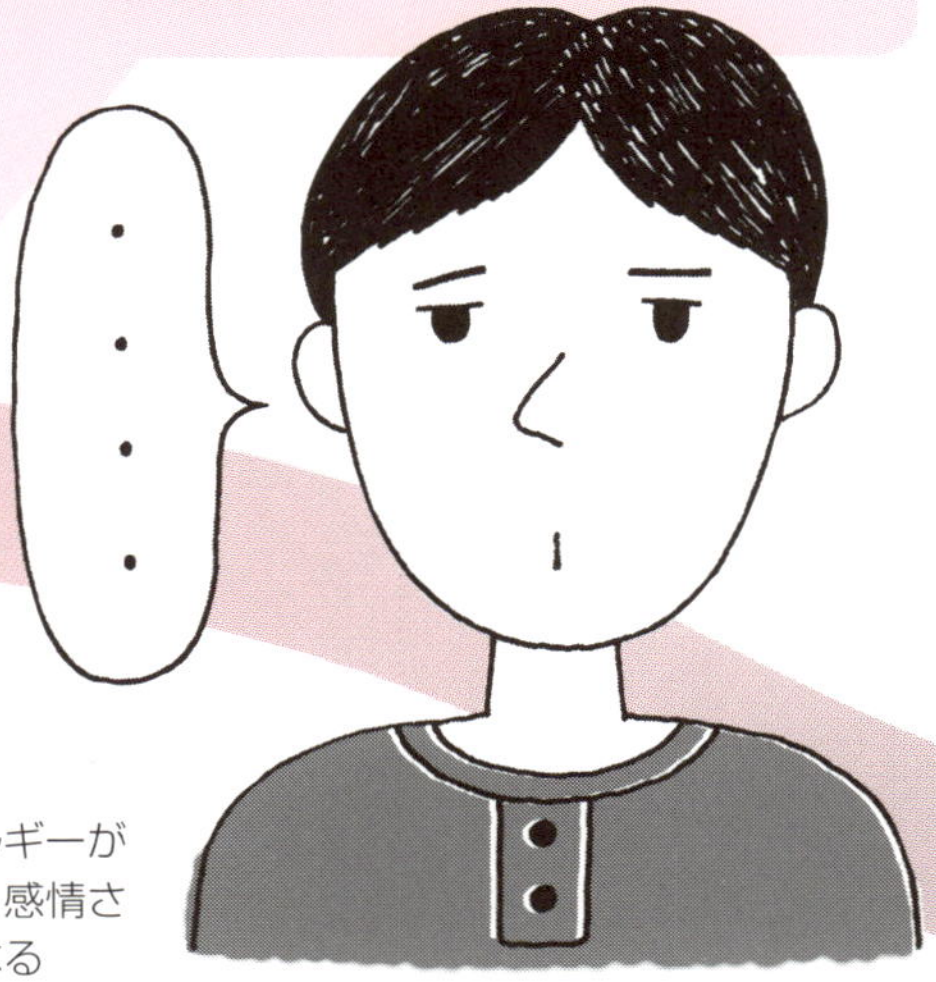

一気にエネルギーがなくなって、感情さえ表さなくなる

発症から回復まで20年かかることも

回復のペースには個人差がありますし、治療を中断したり、強いストレスを受けたりすると再発する危険性があります。焦らず、治療を続けてよい状態をキープしていきます。

一〇～三〇代が発症のピーク

統合失調症の発症率は一％ほどと言われています。誰でも発症する可能性がある、意外と身近な病気なのです。多くのケースでは二〇歳前後に症状が始まっており、発症のピークは男性で二七歳、女性では三〇歳です。

偏見を恐れて病気を隠していたり、治療を中断したりする人まで含めると、日本での発症数は一〇〇万人を超えると考えられています。

統合失調症スペクトラム②

半年以内に治る「統合失調症様障害」

現れる症状は統合失調症とよく似ていますが、短い期間で治まります。最初は暫定的に診断され、症状が早く治まった結果、診断が確定します。

違いは経過

急性期の症状だけでは、統合失調症との区別はできません。そのため、経過をみてから診断が確定するケースがほとんどです。統合失調症様障害と診断されるのは、発症した人の約3分の1ほどです。

症状は統合失調症と同じ

その名のとおり統合失調症の「よう」な障害で、最初は統合失調症の急性期の症状が起こります。ただし、統合失調症との大きな違いはその持続期間。統合失調症様障害は症状の続く期間が半年未満と短く、回復後に陰性症状が残ることもあまりありません。

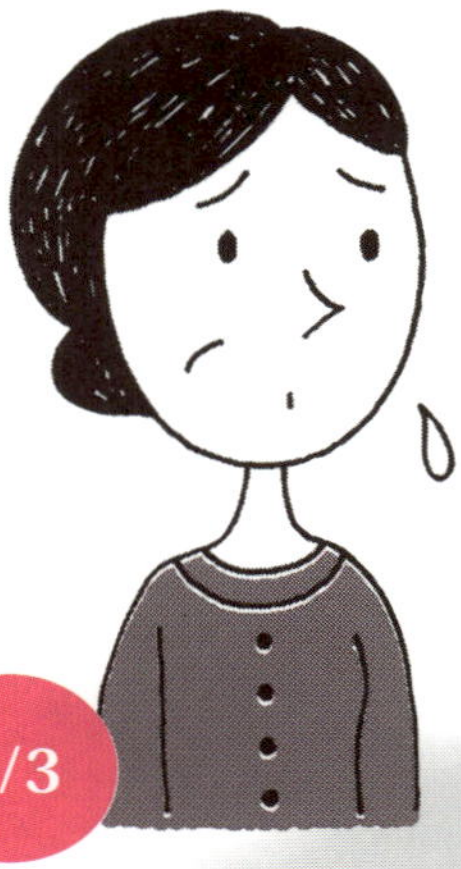

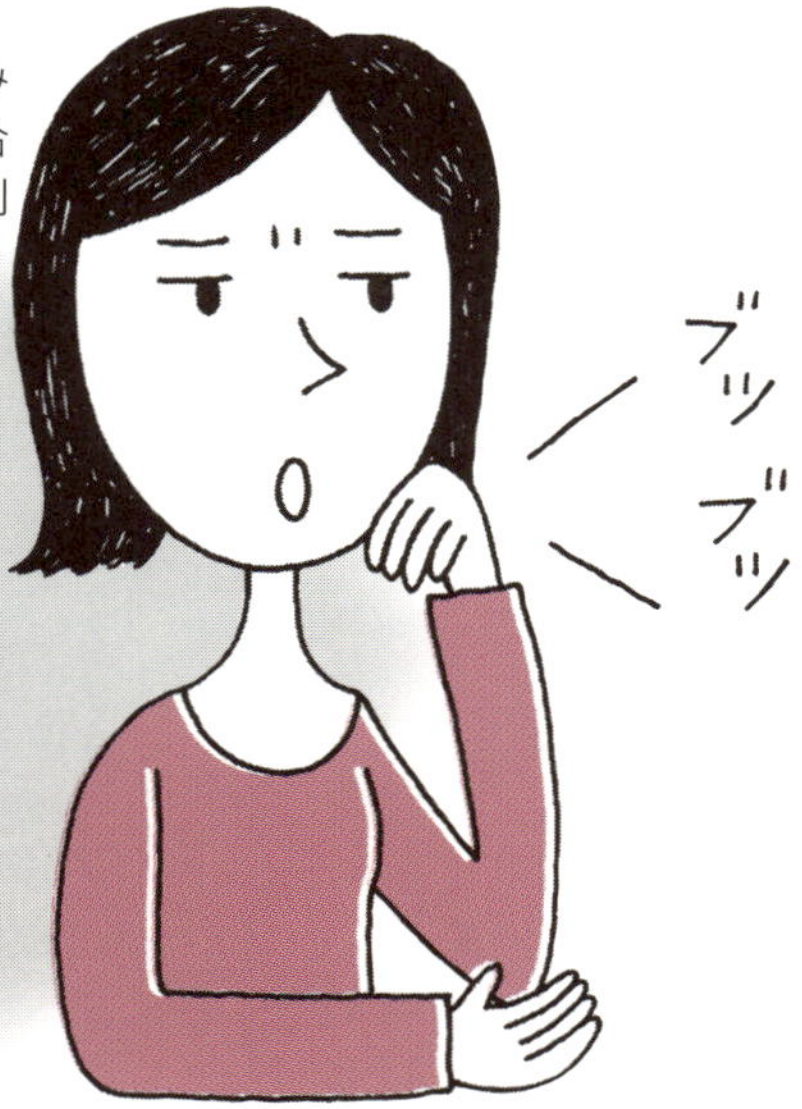

家族も様子をみていても、統合失調症との区別はつかない

発症

1/3

6ヵ月以内に変化がみられる

2/3

治っていない

統合失調症

6ヵ月を超えても、発症前の状態まで回復していない場合は、統合失調症へと診断が移行します。経過が長く、回復後も治療を続ける心構えが必要になってきます。

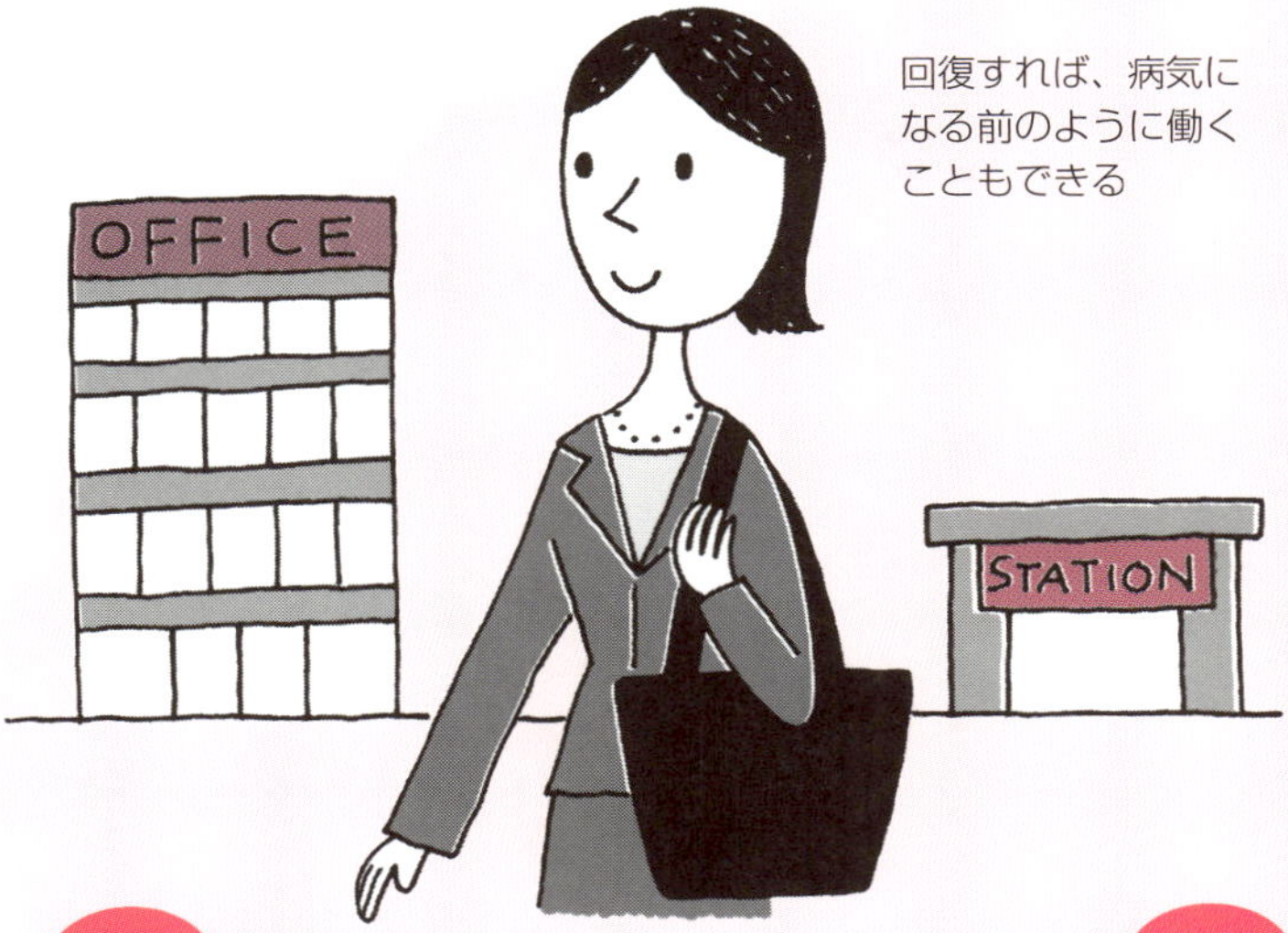

回復すれば、病気になる前のように働くこともできる

治っている

統合失調症様障害

統合失調症と同じ治療をおこなった結果、６ヵ月を経ずに回復したのを確認して初めて「統合失調症様障害」の診断が決まります。

統合失調症にくらべ、集中力の低下といった「認知機能障害」（86ページ）などが残りにくく、社会復帰しやすいのも特徴です。

経過

前駆期
▼
急性期
▼
消耗（休息）期
▼
回復期

症状が激しくても回復は早く、回復期まで６ヵ月ほどを経て、回復に至ります。

症状

5つの症状が現れる

急性期に起こる症状は、統合失調症と同じなので、急性期には統合失調症様障害とは確定できません。

・妄想
・幻覚
・思考障害
・まとまりのない行動
・陰性症状

二つの病気が組み合わさる？統合失調感情障害

妄想、幻覚などの症状に加えて強いうつ症状や逆に躁状態が現れたり、うつ病の経過中に、妄想や幻覚が起こったりすることがあります。これを「統合失調感情障害」とよびます。

いわば、うつ病や双極性障害（躁うつ病）に統合失調症を組み合わせたような状態で、統合失調症スペクトラムのなかの病気（障害）のひとつです。

抑うつ状態と陰性症状、興奮と躁状態の区別は紛らわしいものです。そのため、経過中に抑うつ状態や躁状態が単独で起こってきたときに、統合失調感情障害と診断されるケースがあるようです。

ただし、「統合失調症」の患者さんで統合失調感情障害と診断されることはほとんどありません。

統合失調症スペクトラム③

発症は突然でも短期間の「短期精神病性障害」

一ヵ月の間に、発症から回復まで進む障害です。回復後は病前の状態まで完全に回復するものの、ひとたび発症すると症状が激しく、再発も起こりやすいという問題があります。

症状が出るのは突然

短期精神病性障害は、急激に発症するのが特徴です。ただ、短期精神病性障害と診断されるのは１ヵ月以内に回復した場合。長く続く場合は、状態に応じて診断名が変わってきます。

病前

統合失調症などでみられる「焦燥感」「抑うつ状態」などの前駆症状はなく、いつもの状態から突然発症します。

急激な発症

ほとんどの場合、症状が現れてから2週間以内に症状のピークに達します。

入院による管理が必要な場合もある

発症が突然で、しかも急速に激しくなるため、本人は激しい混乱に陥ります。妄想などが強く、周囲や自分自身を傷つけるおそれがあるときや、生活のリズムが乱れて健康を害するおそれがあるときには、入院での治療を検討します。

入院が必要になる場合

・陽性症状が強く出ていて、
　まわりの人に危害を加える可能性がある
・自傷や自殺をする可能性がある
・病院に行くことを拒絶し、治療を受けない
・家では薬を飲むなどの療養ができない
・家では睡眠や食事を十分にとれない
・これからの薬の量を決めるために、医師による観察が必要
・生活リズムがひどく乱れてしまっている
・家族だけでは十分に対応できない
・家族に休息が必要

1日〜1ヵ月以内

回復

発症から1ヵ月ほどですべての症状が治まり、陰性症状は起こりません。認知機能なども損なわれず、発症前の状態に完全に戻ります。

再発しやすい

短期間で完全に治るものの、再発率が高いのも特徴です。また、患者さんにもともと境界性パーソナリティ障害などがある場合には発症・悪化しやすいと考えられています。

二〜三日で症状が治まることもある

その名のとおり、前駆期がなく突然症状が起こり、急速に悪化します。症状は激しいものの、しばらくすると治まり、認知機能障害（86ページ）などもなく、発症前の状態に完全に戻ります。

診断基準では、一ヵ月以内に治まるものを短期精神病性障害としています。経過は人によってさまざまで、短い場合は症状が二〜三日しか続かない人もいるほどです。

現れるのは陽性症状だけ

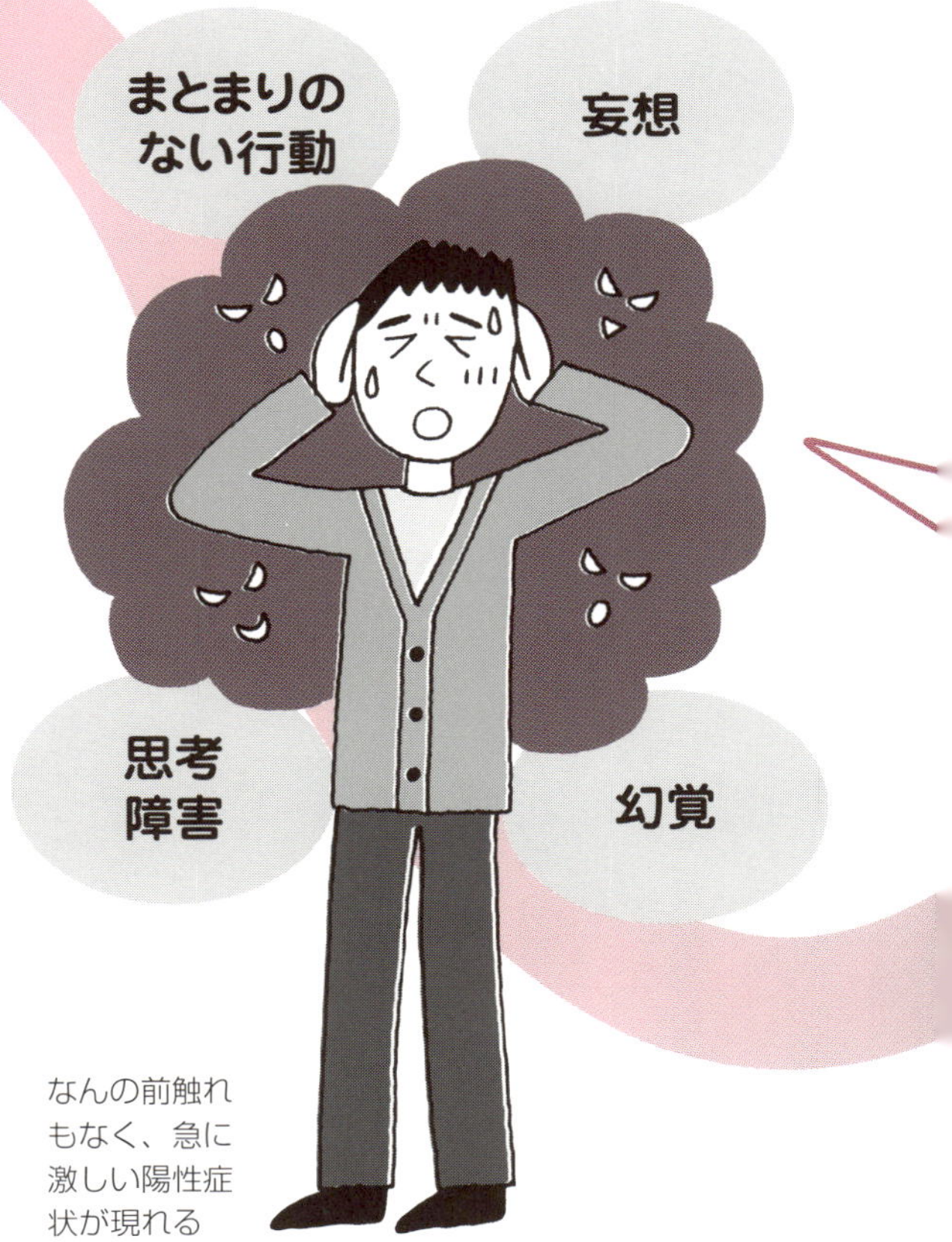

なんの前触れもなく、急に激しい陽性症状が現れる

統合失調症スペクトラム④

妄想だけが強く出る「妄想性障害」

統合失調症スペクトラムのなかでも、妄想がメインの障害です。幻覚があったとしても妄想に関連した内容のものが現れます。

引き金となるできごとがある

妄想性障害の場合、妄想以外の部分では理性や判断力に変わりはありません。妄想の原因となるできごとがあり、それらから自分を守るために妄想の世界を作り上げます。

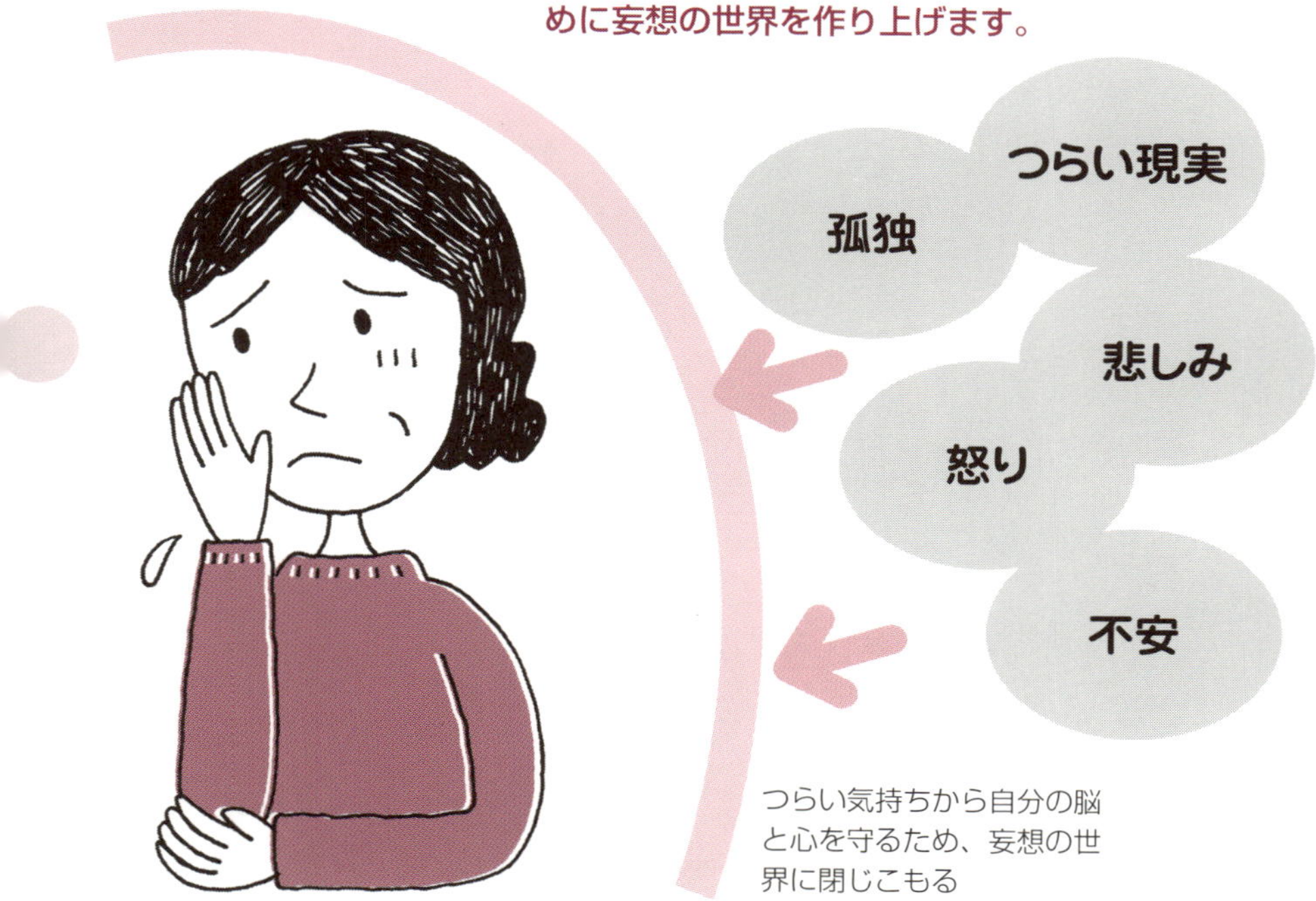

つらい気持ちから自分の脳と心を守るため、妄想の世界に閉じこもる

妄想で自分の脳を守っている場合も考えられる

妄想性障害は、五つの症状のうち、妄想が少なくとも一ヵ月以上続いている状態です。妄想からくる不便はあるものの、それ以外の症状がほとんどないため、妄想が及ばない部分では、生活に支障が出ないのも特徴です。

妄想には、困りごとや葛藤などから自分の心を守るために本人が気づかずに作り出した〝逃げ場〟という側面があります。そのため、抗精神病薬などの治療と並行して、本人のストレスを減らすよう工夫したり、環境を改善したりといった対応をおこなうことで妄想が軽くなり、時には消えてしまうケースもあります。

妄想の種類

妄想の具体的な内容には個人差がありますが、基本的な筋立てにはいくつかのパターンがあります。周囲の人は、妄想の種類を知っておくと対応しやすくなります。

自分には才能があると思い込む

誇大型

「自分には偉大な才能がある」「重大な発見を成し遂げた」といった、自分の価値を現実以上に高く評価します。

愛されていると思い込む

被愛型

有名人や職場の上司など、自分より高い地位にある人が、自分に恋愛感情があると思い込みます。

嫌がらせを受けていると感じる

被害型

「見張られている」「嫌がらせや中傷を受けている」など、自分が周囲から理不尽に傷つけられていると思い込みます。

パートナーの浮気を疑う

嫉妬型

自分のパートナーが不貞を働いていると強く思い込みます。些細《ささい》なことを浮気の証拠だと決めつけて相手を責めたり、行動を制限しようとしたりするため、パートナーと対立しがちです。

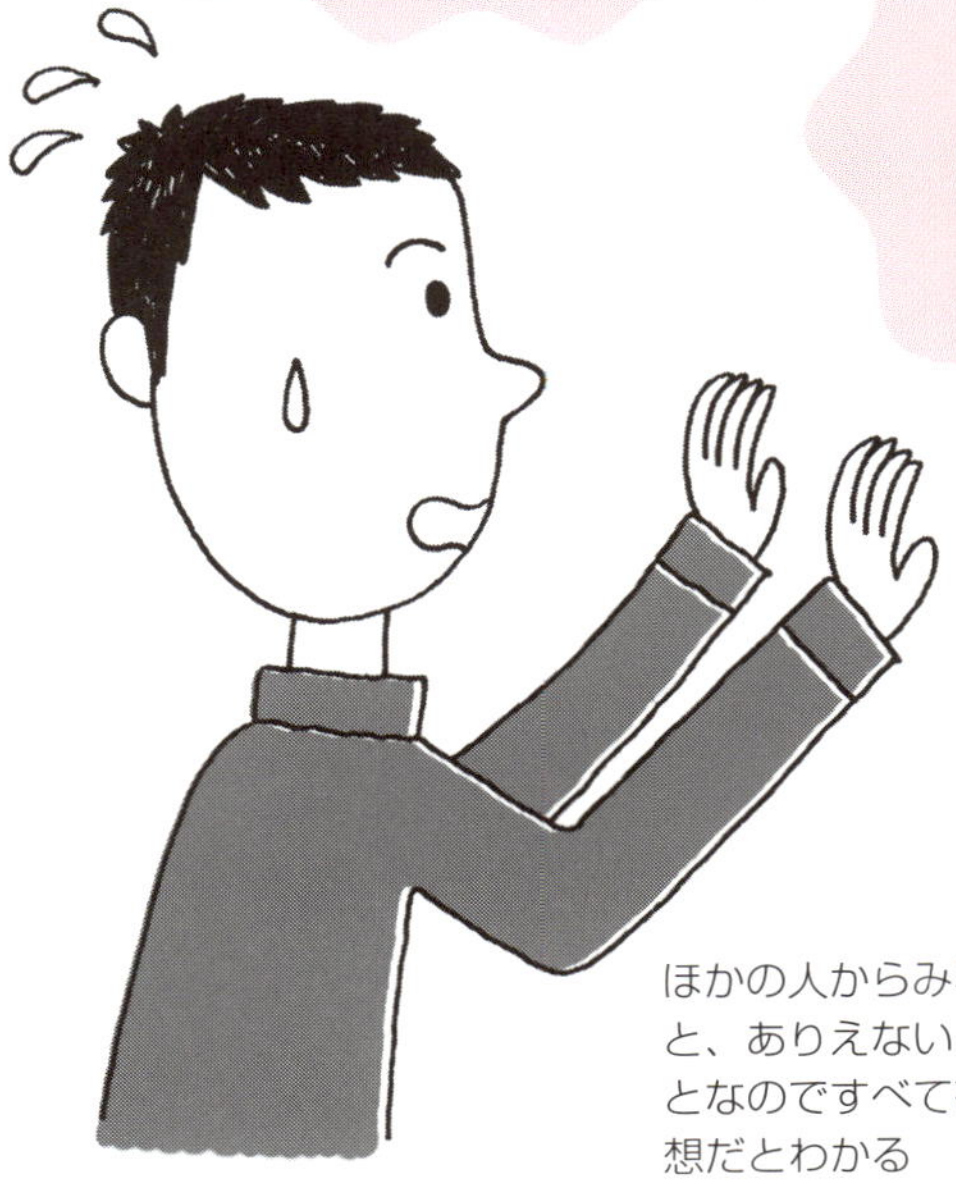

ほかの人からみると、ありえないことなのですべて妄想だとわかる

自分の体の異変を主張する

身体型

「体がにおう」「寄生虫がいる」「体の形がおかしい」「健康が損なわれている」など、体の見かけや機能について否定的な妄想を抱きます。

統合失調症スペクトラム⑤

病気ではない「統合失調型パーソナリティ障害」

つじつまの合わない行動や奇異な思い込みなど、統合失調症に似た特徴があるものの、病気ではなくその人の「個性」である状態です。

パーソナリティとは社会とのかかわり方のこと

統合失調症スペクトラムのなかでも、病気ではなく「パーソナリティ障害」としてとらえられているタイプです。

パーソナリティとは、周囲の人や物事に対応するときの考え方や行動パターンのこと。パーソナリティ障害では、このパターンがうまく働かず、人付き合いや社会生活に支障が起こります。

統合失調型パーソナリティ障害では、独特のこだわりや思い込みのために、周囲から孤立しがちです。しかし、本人にとっては人とかかわり合うほうが苦痛なことが多く、すすんで人間関係を求めることはほとんどありません。

人間関係をつくりにくい

自分の感情の振れ幅が狭く、また、他人の感情をくみ取ることができません。対人関係を築くきっかけをつかむのも苦手で、周囲の人にはギクシャクした不自然な態度で、親しいかかわりを望んでいないようにみえます。

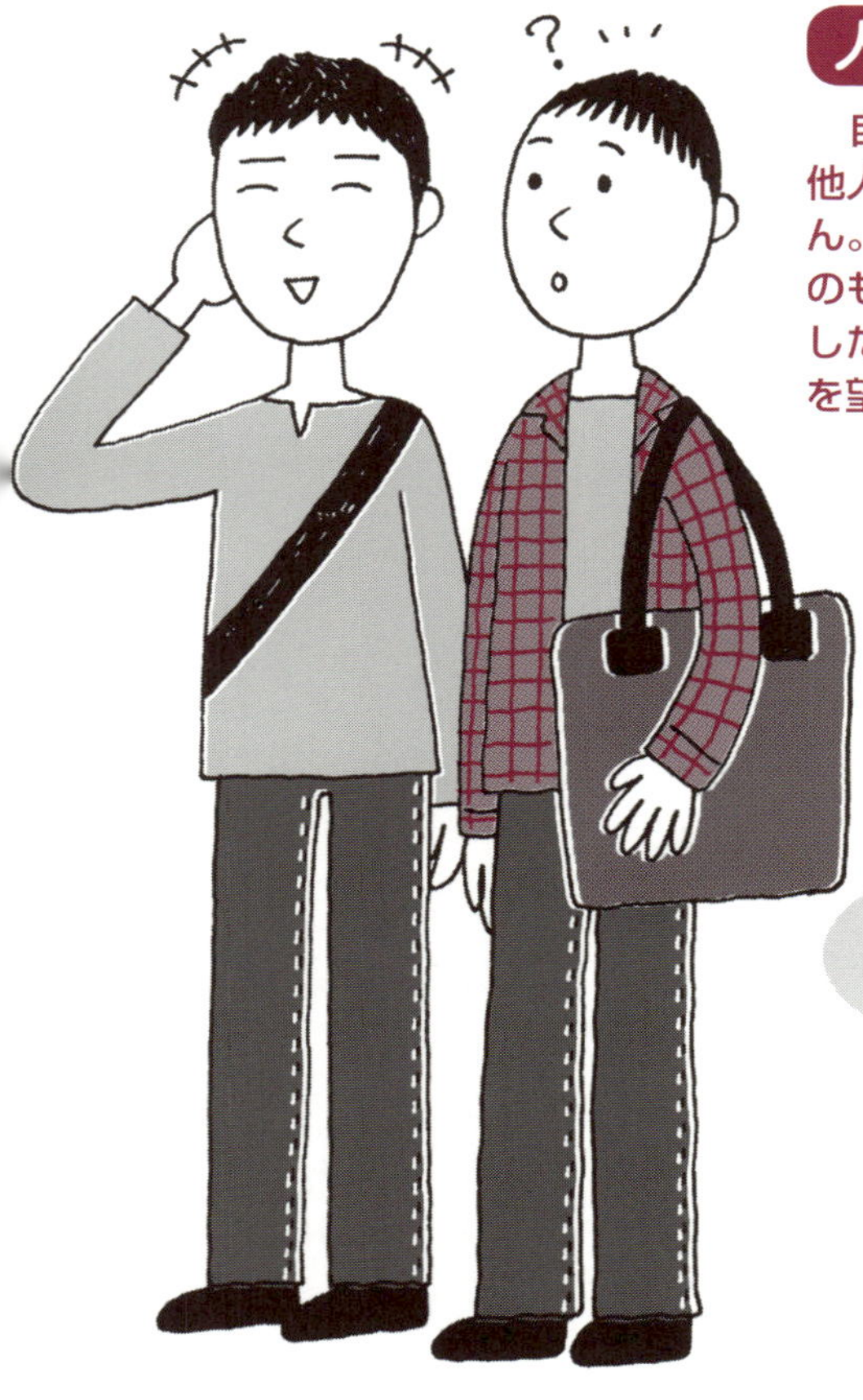

まわりの人から見ると

変わっている

なにかおかしい

みんなとは一緒にいたくないのかな

本人はあまり困っていない

周囲から孤立していても、本人はあまり困りません。統合失調型パーソナリティ障害のある人にとって、対人関係はわずらわしいため、ごく身近な家族以外に親しい人はほとんどいません。

【特徴的な様子】

・できごとを誤って解釈する

身のまわりのできごとの受け取り方が非常に偏っていて、周囲の人には考えもつかないような解釈をします。

・迷信深い

並外れて迷信深かったり、自分に超能力のような力があると感じたりすることがしばしばあります。また、自分なりのルールに必要以上にこだわります。

・話し方が変わっている

自分独自の言い回しや文の順番にこだわるため、まわりくどかったり、わかりにくかったりします。ただし、話の筋は通っており、支離滅裂になることはありません。

・疑い深く、妄想がある

周囲の人に対して非常に疑い深く、「周囲の人が自分をおとしめようとしている」などと思い込むこともしばしばです。

本人は孤立しているが

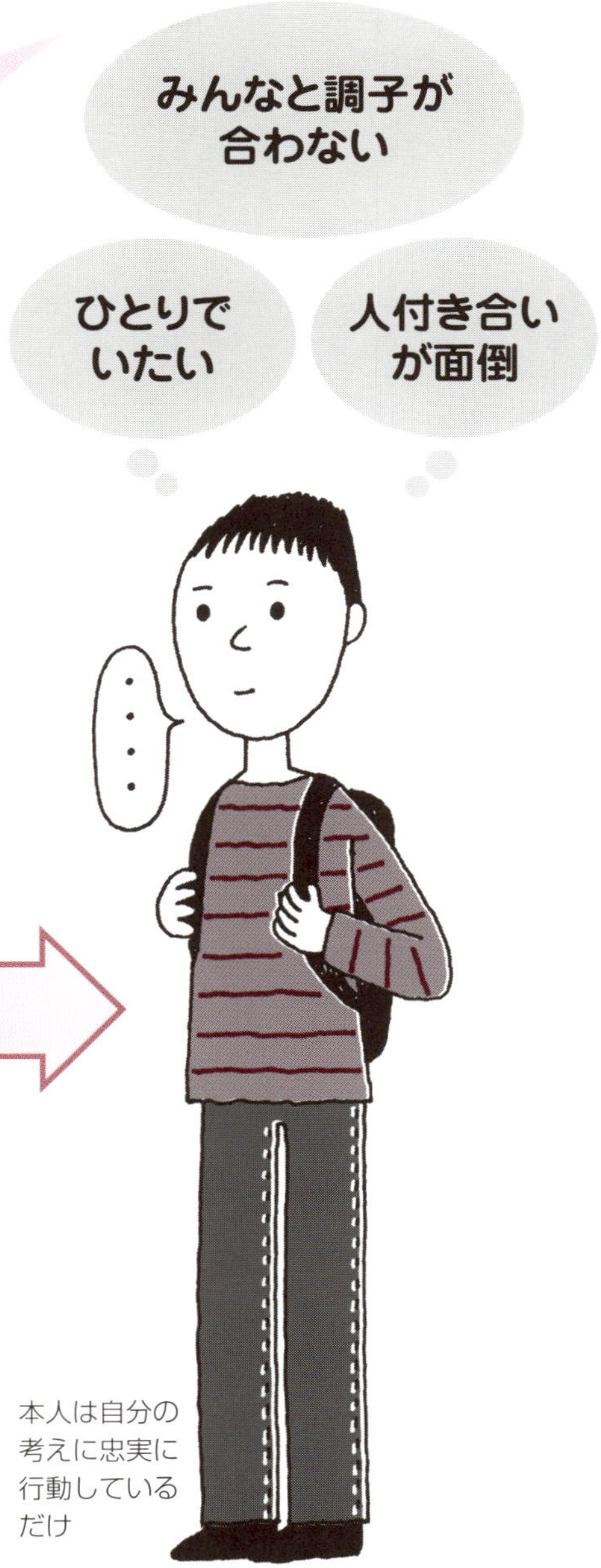
みんなと調子が合わない
ひとりでいたい
人付き合いが面倒
本人は自分の考えに忠実に行動しているだけ

周辺の障害や病気①

妄想があるようにみえる「発達障害」

発達障害のひとつである「自閉スペクトラム症」では、コミュニケーションがとりにくい、独り言が多いなどの特性から、統合失調症スペクトラムのひとつと間違われることがあります。

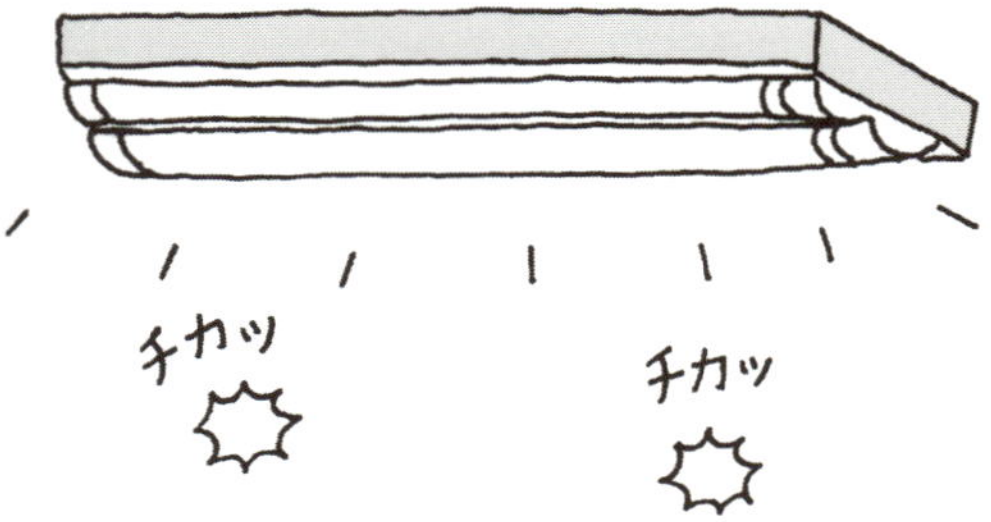

チカッ
チカッ

話の内容が妄想のよう

発達障害では、脳の機能がうまく働かない部分があると考えられています。ものごとの感じ方が独特で、それがまわりの人には妄想のように感じられるのです。

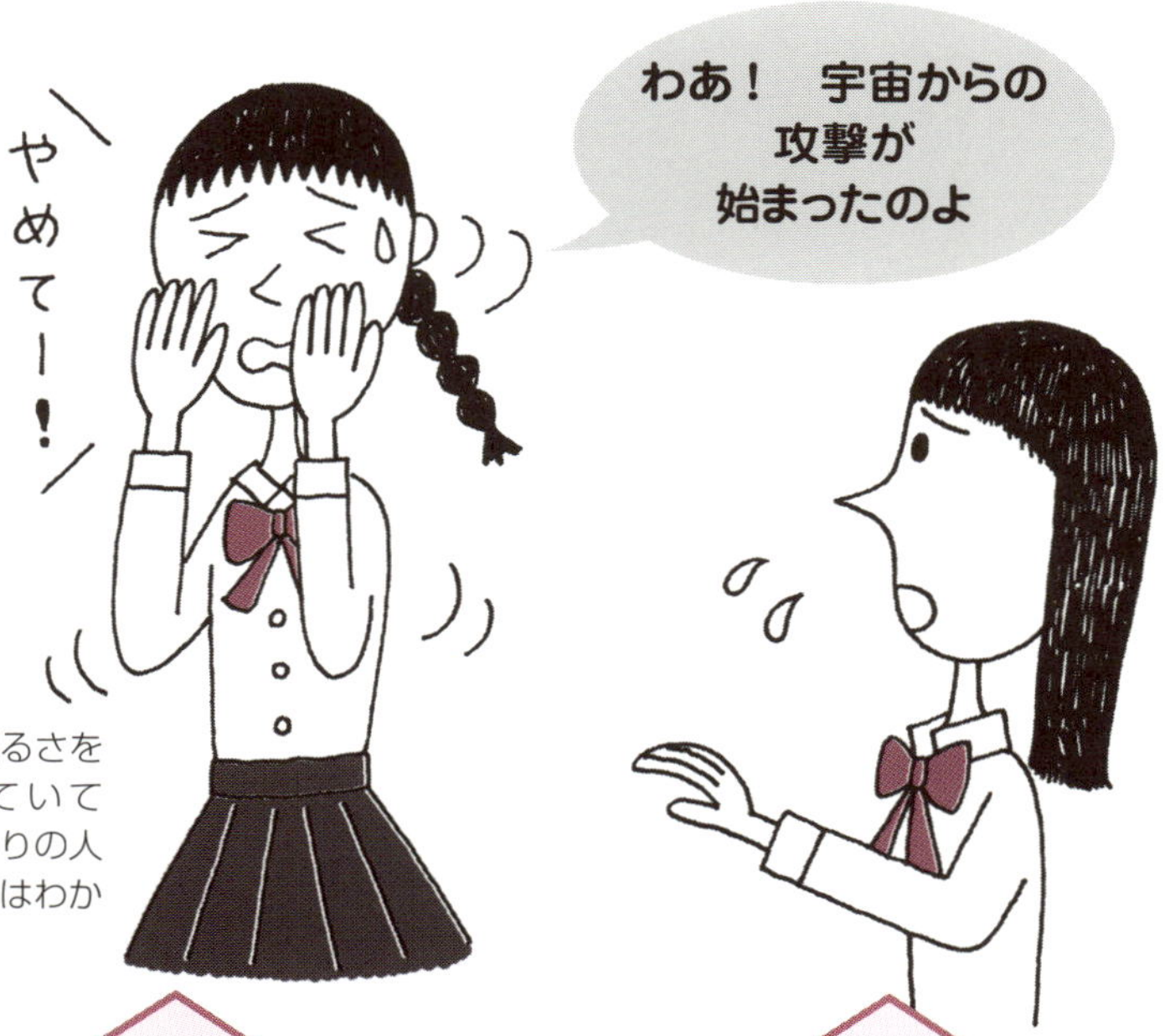

わあ！　宇宙からの攻撃が始まったのよ
やめてー！

電気の明るさを嫌がっていても、まわりの人はそうとはわからない

まわりの様子に脳が過敏に反応するため

周囲の刺激に脳が過剰に反応するため、音や光に敏感だったり、ほかの人にとっては、なんでもないものを苦手に感じたりします。

妄想のようにみえてしまう

まわりの人には、刺激に過敏になっているせいとはわからないため、奇妙な言動を見て、妄想だと思ってしまいます。

小さいころの様子が手掛かり

発達障害の特性は、遅くとも３歳ごろには現れます。現在の症状につながる変化がいつごろから現れていたか、幼いころの様子を聞くことで、統合失調症スペクトラムと発達障害を判別できます。

人と目を合わせない

呼びかけられても振り向こうとせず、会話をするときにも相手の目を見ようとしません。

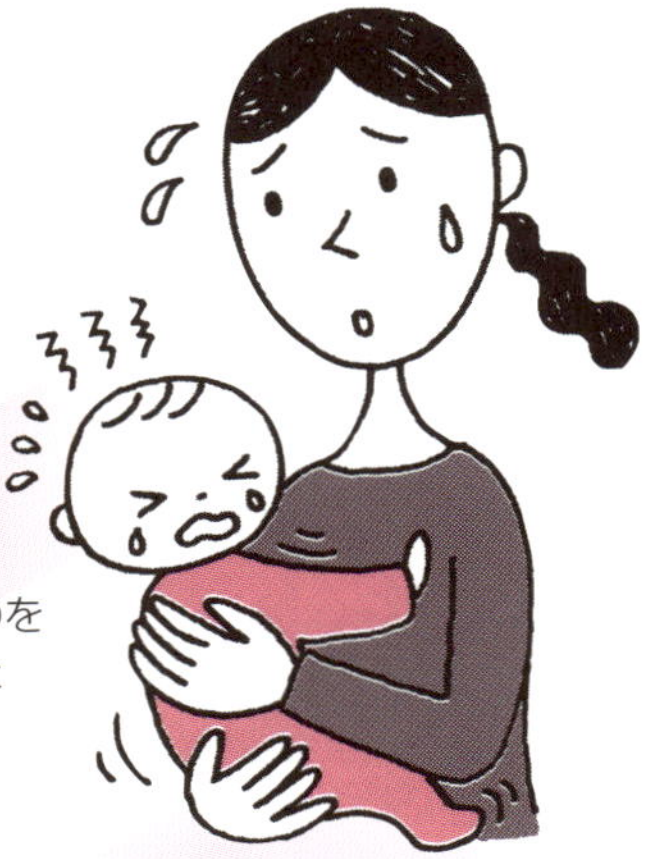
抱っこされるのを嫌がったりした

言葉の遅れ

言葉を話し始めるのが遅いだけでなく、二語文がなかなか出ないなど、言葉の発達もゆっくりです。

コミュニケーションが苦手

話すときに抑揚をつけたり、表情を変えたり、身振りを交えたりといった言葉以外のコミュニケーションをとるのが苦手です。

こだわりが強い

自分なりのルールや手順にこだわり、それがうまくいかないと非常に動揺します。そのため、環境の変化に敏感です。

ふしぎな遊び方

想像力が必要な遊びが苦手で、キラキラするものを見つめるなどのひとり遊びを好みます。

思春期になって

・コミュニケーションが難しい
・臨機応変に対応できない
・独り言が多い
・同じことをずっと繰り返す
など

発達障害なら幼児期から特性がある

発達障害とは、脳の働きに偏りがあるために、できることと苦手なことの差が大きく、発達にばらつきが出ている状態です。なかでも、知的障害のない自閉スペクトラム症では、奇妙な行動パターンや独特の思い込みなどの症状から統合失調症スペクトラムのひとつと診断されることがあります。

ただ、発達障害は統合失調症などとは異なり、小さいころから特性が現れます。診断では子どものころの様子を聞いて判断します。

周辺の障害や病気②

陰性症状が出ているような状態の「うつ病」

うつ病の症状は、統合失調症スペクトラムの前駆期の抑うつ状態や消耗期の陰性症状によく似ています。うつ病では「自分を責める気持ち」と「絶望感」があることが大きな違いです。

うつ病の症状

うつ病では、気持ちが落ち込むなどの心の変化だけではなく、体重が減るなど、体の変化も起こります。

典型的な症状

悲しみや絶望感が続く

気分が落ち込み、悲しみや空虚感、根拠のない絶望感がずっと続きます。

興味や喜びを感じない

身のまわりのことだけでなく､以前楽しんでいた趣味にも興味がなくなります。また､楽しい､うれしいなどのワクワクした気分が起こらなくなります。

食欲や体重の増減

特に理由がないのに食欲が減退したり、逆に過食気味になったりします。体重もそれに合わせて大きく変化します。

眠れない・眠りすぎる

寝つきが悪い、朝早く目が覚めるなどの睡眠障害が起こります。逆に、一日中うつらうつらして過眠状態になることも。

自分を責めたり悲しんだりする

うつ病では、意欲が減退してうつうつとした状態が続きます。わけもなく焦りを感じたり、怒りっぽくなることもあります。

これらのうつ病の症状が、統合失調症スペクトラムの前駆期に起こる前触れ症状と紛らわしいことがあります。また、消耗期に現れる陰性症状もうつ病の症状とよく似ています。

ただし、典型的な大うつ病の特徴の一つには「自分を責める気持ち（自責感）」があります。自分には価値がないと感じたり、過剰な罪悪感を抱きますが、統合失調症スペクトラムの病気では、自責感はあまりみられません。

疲労感がある

何をしても疲れやすく、続けることができません。気持ちの減退と相まって、ものごとにすすんで取り組むことがなくなります。

ずっと落ち着かない・感情の動きが少ない

理由もなく焦りを感じて落ち着きをなくします。また、気持ちの動き（情動）が鈍くなることもあります。

典型的な症状

自分を責め続ける

自分のまわりで起こるちょっとした不運なできごとも自分のせいだと思い込み、過度に責任を感じます。

集中力が続かない

以前はこなせていた作業なども、注意散漫になって集中できません。また、考えるのが苦手になり、小さなことでも判断できなくなります。

死にたいと思う

夜寝る前に「このまま目覚めなければいいい」など、漠然と死を考える程度から具体的な計画を立てることまで強さはさまざまで、実際に自殺を図ることもあります。

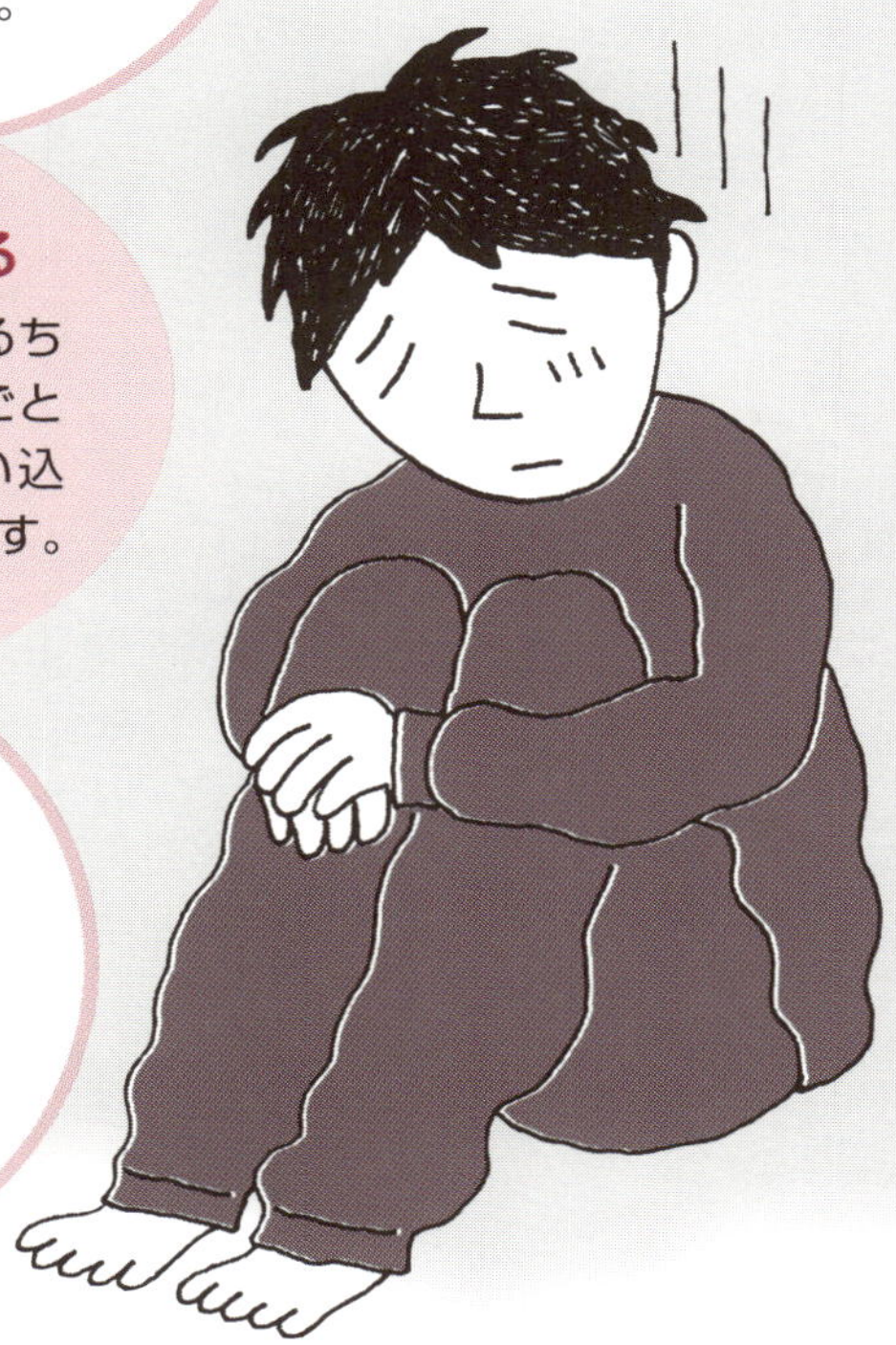

絶望感や深い悲しみを感じ、自分を責めてしまう

統合失調症スペクトラムの陰性症状の場合

・感情がわかなくなる

心の動きが平板になり、ものごとに無関心になります。状況に即した感情をもてず、不自然なコミュニケーションになることも。

・無気力になる

ものごとに関心がわかず、ぼんやりして無気力になります。身だしなみにも無頓着になり、生活リズムも乱れてきます。

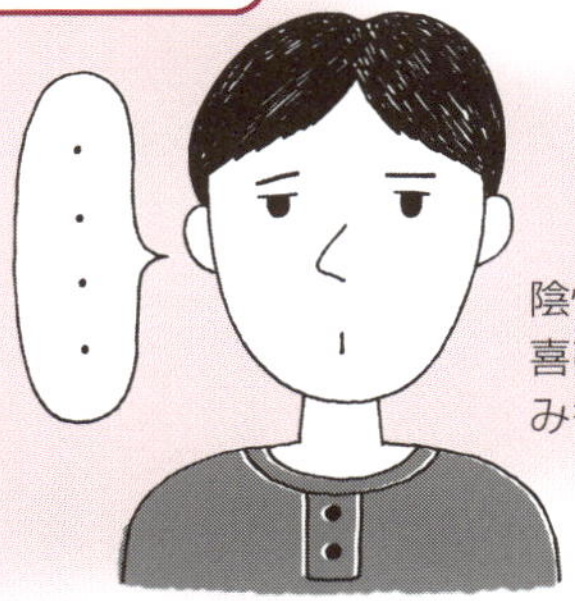

陰性症状では喜びも落ち込みもなくなる

周辺の障害や病気③

妄想と興奮状態が現れる「双極性障害」

双極性障害は、「躁うつ病」ともよばれてきました。症状だけをみると、陽性症状のあとに陰性症状が現れる統合失調症スペクトラムの特徴によく似ています。

「躁」でみられるのは多幸感と高揚感

　双極性障害は非常に気分が高揚した躁状態と、抑うつ状態を繰り返す病気です。二つの状態の間には平常な状態に戻ります。双極性障害の躁状態のときは気分が高揚して考えが目まぐるしく浮かび、自分はなんでもできると感じたりします。これが、統合失調症スペクトラムで起こる陽性症状に似ているようにみえる場合があります。ただし、陽性症状よりも多幸感や高揚感が強いのが特徴です。

　一方、躁状態から一転してうつ状態が現れたときも、消耗期の陰性症状と似ているため、やはり統合失調症スペクトラムに間違われる場合があります。

双極性障害の症状

　双極性障害は、躁とうつの2つの状態（極）がある病気という意味で、うつ状態と躁状態が交互に現れます。

うつ状態

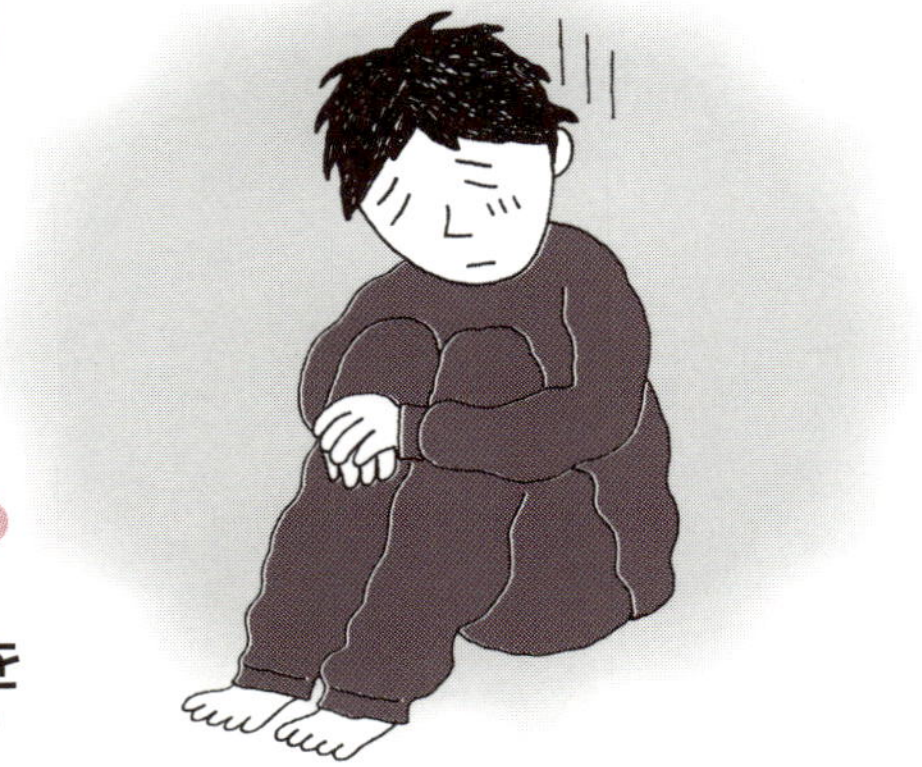

　うつ病と同じ症状が起こり、気分が落ち込み、意欲も低下します。双極性障害の場合、躁状態のときの行動を思い出してうつ状態がひどくなるという悪循環も起こります。

この2つを繰り返す

しゃべり続ける

　相手の反応がどうであれ、とにかく話し続けます。話し方は早口になったり、声が大きくなったりして、怒っているようにみえるときもあります。

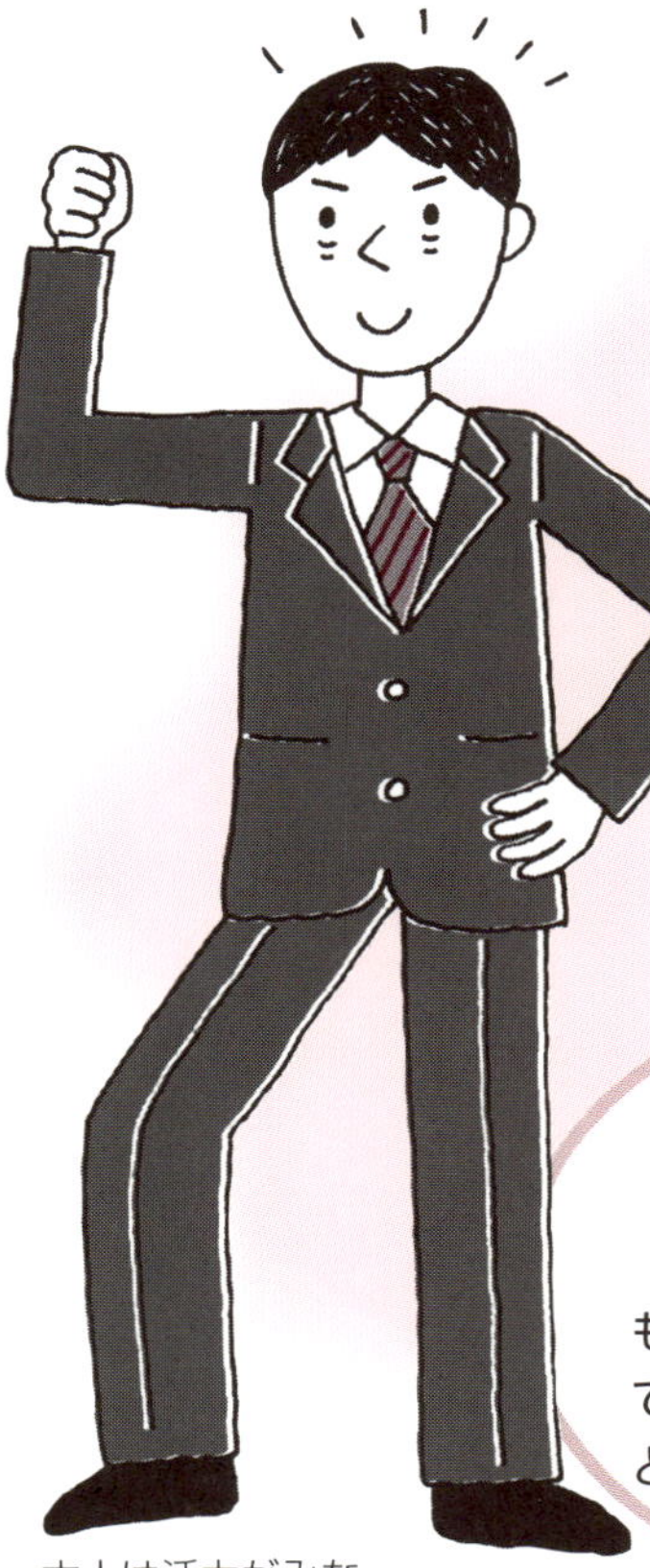

本人は活力がみなぎり、自分が病気だとは思わない

躁状態

気分が異常に高まり、しかもその状態が続きます。また、じっとしていられないなど活動性も高まり、場当たり的な行動をとるようになります。

注意散漫

集中力が弱くなり、ちょっとしたことですぐに気がそれてしまいます。

自尊心の肥大

根拠もないのに、過剰な自信を抱きます。「自分は万能だ」「有名人の知り合いだ」といった誇大妄想を伴うことも少なくありません。

頭の中がいくつもの考えでいっぱい

考えるスピードが速く、しかも内容が次から次へと変わるので、周囲の人には言っていることが支離滅裂に感じられます。

眠らなくなる

「眠りたい」という気持ちがなくなり、ほとんど寝ずに活動するようになります。徹夜が続いても、本人は苦痛をほとんど感じていません。

統合失調症スペクトラムの陽性症状にみえる

自尊心の肥大は誇大妄想につながりますし、頭の中がいくつもの考えでいっぱいになる、眠らなくなる、異常に活発になる、などの症状が、陽性症状とよく似ています。

双極性障害自体も診断が難しい

双極性障害は、うつ状態から発症する人のほうが多く、躁状態が出て初めて双極性障害とわかります。そのため、最初にうつ病と診断される人がほとんどで、うつ病と診断された人の約１割が、あとから双極性障害と診断されるというデータもあります。

Column

自分で受診が必要だとわかる人が増えてきた

統合失調症が「軽症化」している？

最近、「統合失調症が軽症のうちに受診する人が多い」という印象をもつ医師が増えてきています。

統計的に「軽症化した」というデータはないものの、早く受診することで治療がスムーズに進むケースが増えているようです。以前は、統合失調症は「自分が病気である」という認識がないと言われていましたが、最近では、インターネットなどで調べ、妄想や幻覚などの症状を自覚して受診する人も少なくないのです。

病気や病院のイメージの変化がある

この変化を後押ししていると考えられる要因はいくつかあります。

まず「統合失調症」という病名に変わったこと（以前は精神分裂病）。これによって病名による偏見が減り、さらに病気に関する情報発信が増えました。本人や、周囲の人が正しい知識をもって病気に向き合えるようになったのです。精神科と地域の福祉担当の連携が進み、家族の相談から早い段階で受診につなげる体制もできています。

また、社会の変化も大きな要因と考えられています。逃げ場のない閉塞的な社会では、妄想や幻覚などの症状が重くなる傾向があり、しがらみから自由な社会のほうが、症状が改善しやすいと言われています。

多様な価値観をもつ社会は、本人の社会復帰を後押しするだけでなく、精神症状そのものも改善させる力があるのです。

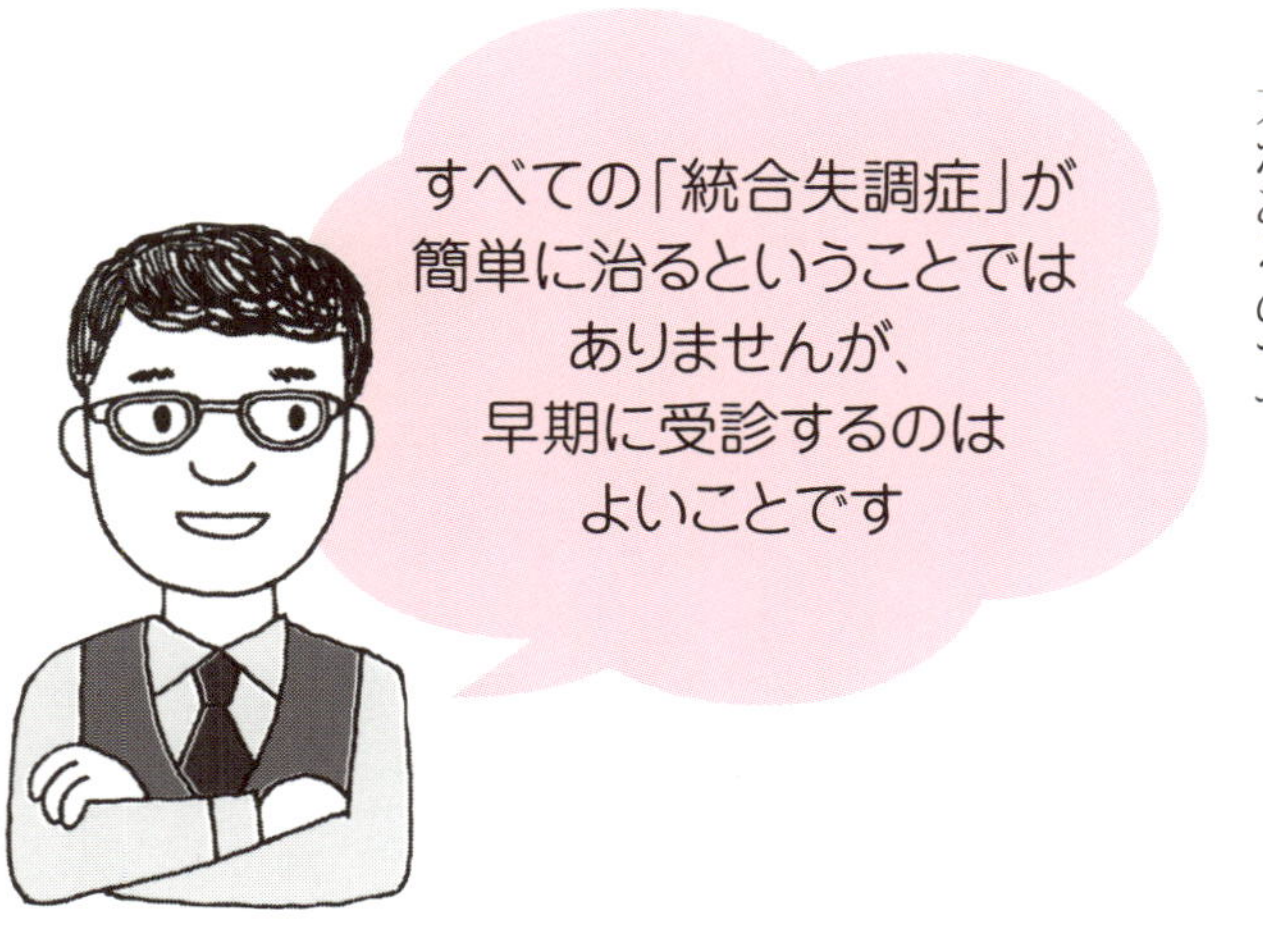
すべての「統合失調症」が簡単に治るということではありませんが、早期に受診するのはよいことです

3

症状に対する薬物療法と家族の対応

症状が激しい時期には、薬による治療が効果を発揮します。
症状が治まってからも薬とは長く付き合うことになるので、
正しい使い方や、療養中の家族のサポート法を解説します。

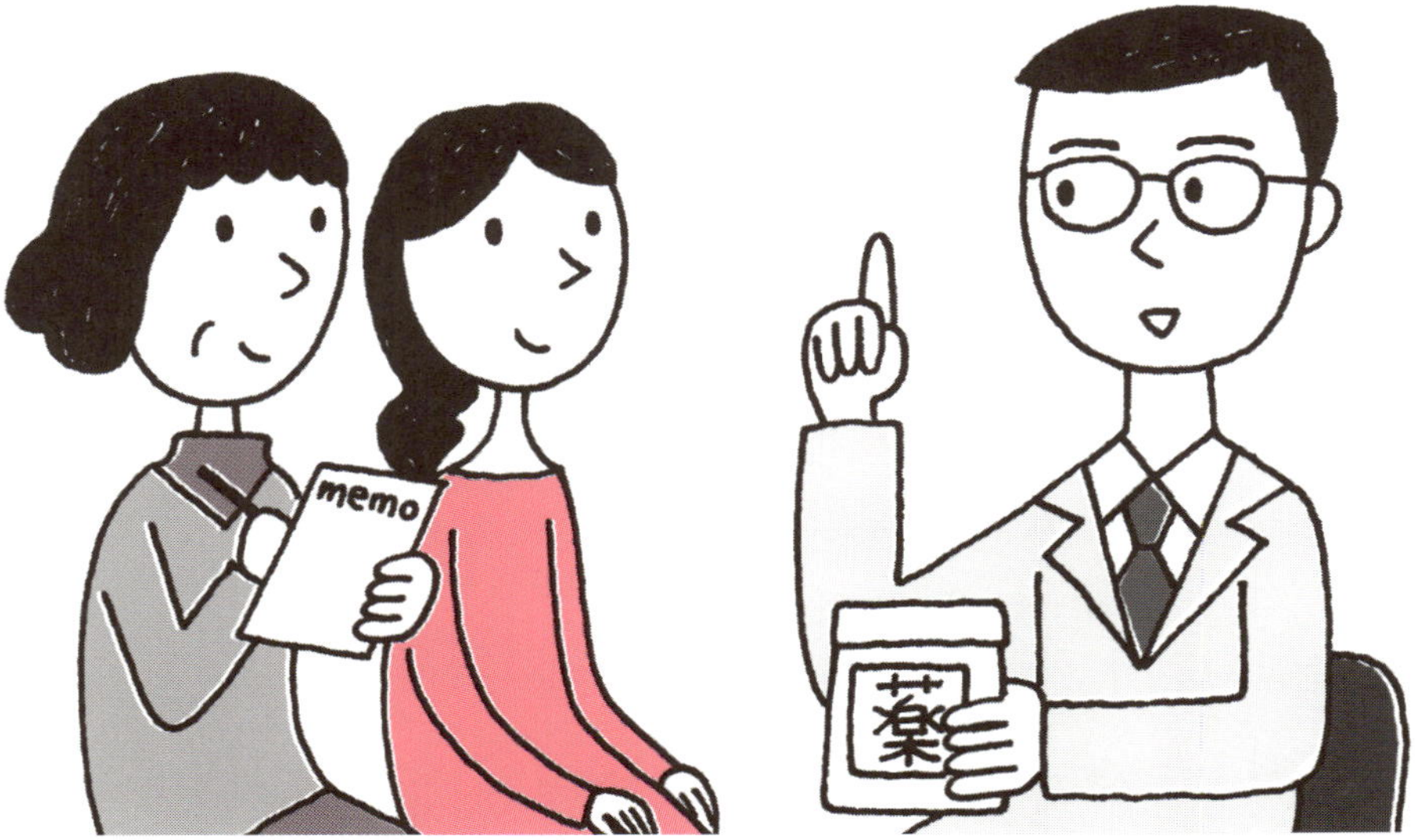

目指すところ

「発症前の状態」に戻すことではない

精神科の病気の治療は、以前の状態に戻すことを目指しているとうまくいきません。回復の過程で、発症前とは違う、新しい着地点を見つけていきます。

再発しない状態を目指す

統合失調症をはじめとする統合失調症スペクトラムの病気は、再発しやすいものです。そのため、「症状をコントロールする」ことだけでなく、「再発を避ける」ことも治療の目標です。

発症前

発症の原因はひとつではないので、どれがリスクか特定することはできません。ただし、生活全般をみて、心や体にかかるストレスを軽減することは欠かせません。

発症

周囲の人の「こんなはずではなかった」という気持ちは本人のさらなるストレスに。本人だけでなく、周囲が病気を受け入れることも重要です。

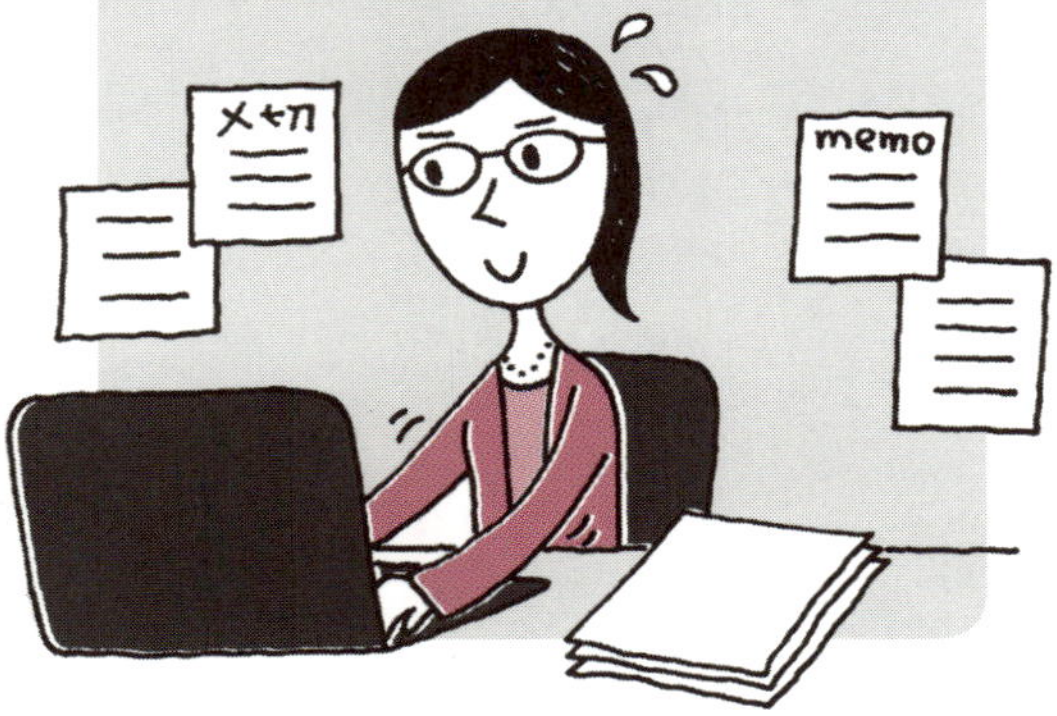

知らないうちに発症の原因をためこんでいることも

発症前とは価値観を変えて

統合失調症スペクトラムに含まれる病気は、なんらかのストレスや葛藤があって、発症する場合がほとんどです。そのため、治療で症状が改善されても、発症の原因が解消されていないと、再び発症・悪化する危険性が残ります。

回復には、「元に戻る」ことにこだわるのではなく、「再発リスクを避け、よりよい環境を目指す」という考え方が欠かせません。

本人も、周囲の人も、焦って「元に戻す」ことを目指すのではなく、病気と向き合う中で、新しい生活スタイルや将来の展望などを少しずつ描いていくことを目標にしましょう。

回復

回復に向かう期間は、本人にも、周囲の人にも、病気を受け入れ「これから」を考える時間になります。元に戻すのではなく、これからの生活環境、仕事、人間関係を新たに考えていくことが大切です。

本人は

・できることからやってみる
・自分のペースで
・周囲への理解を求める

家族は

・焦らない
・本人ができることを見守る
・家族自身の個人の時間を充実させる

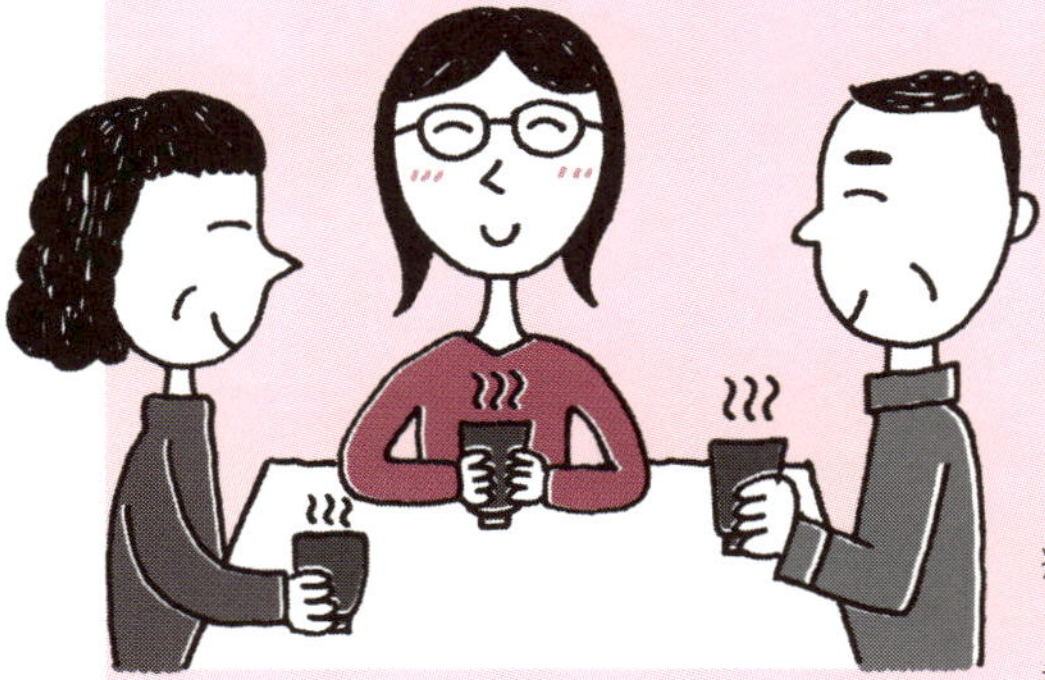

病気になる前とは違う状態でも充実感や幸福感は得られる

新しい着地点を見つける

本人は

・なんで自分が
・なにもしたくない
・早く元に戻りたい
・でもつらい
・なかなか思うようにならない

家族は

・前はちゃんとしていたのに
・なんでうちの子が
・早く元どおりになってほしい

元に戻そうとすると

また発症するリスクが残る

特に統合失調症は、一卵性双生児の発症率を調べたデータから、体質だけではなく環境が発症に大きく影響することがわかっています。発症前の状態に戻すのは、再発のリスクをそのままにするということにほかなりません。

病識がない患者さんに病名を伝えるとき

症状が激しいときはとりあえず治療を開始します。その後、医師との信頼関係ができ、症状が治まったころに、病名を伝え、治る病気だということを説明するケースもあるようです。

治療方針

三つの治療法を組み合わせる

治療は、「薬物療法」で症状を抑えるだけではなく、本人の気持ちに寄り添って精神面をサポートする「精神療法」、社会的な生きにくさをやわらげる「精神科リハビリテーション」がおこなわれます。

治療の三本柱

薬による治療、精神療法、精神科リハビリテーションの３つが治療の柱です。いずれも、「これができたらおしまい」というわけではなく、症状の程度や、本人の状況などをみながら継続します。

薬物療法

症状を抑える

妄想や幻覚などの症状を抑える働きがある「抗精神病薬」を使います。ただし、統合失調症型パーソナリティ障害では、薬物療法はおこないません。

→48ページ

精神科リハビリテーション

生活をしやすくする

最初は、消耗した心のエネルギーの回復を見守るところからスタートし、本人の状態や回復のペースに合わせて、徐々に社会復帰に向けた具体的なリハビリへと進みます。

→85ページ

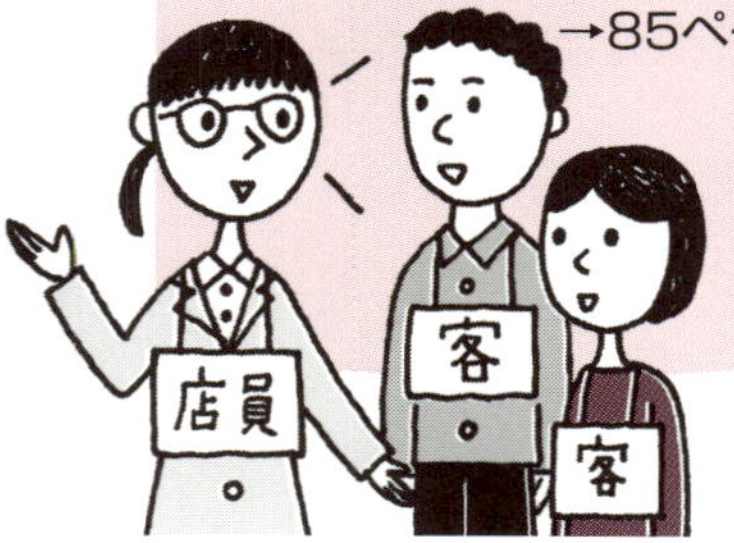

精神療法

心に寄り添う

医師の診察や、治療スタッフとのやり取りの中で、少しずつ不安感を和らげ、気持ちが前向きになるように支えます。急性期からの診察も、すでに精神療法といえます。

→69ページ

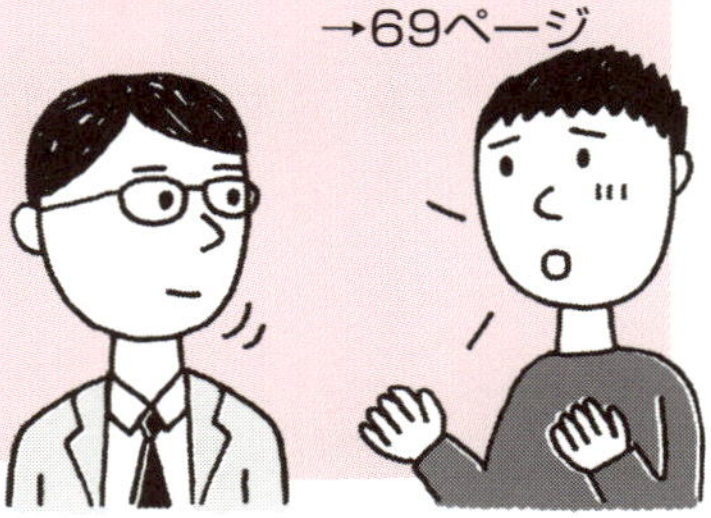

時期や症状によって組み合わせ方を調整する

統合失調症をはじめとするスペクトラムの病気では、薬による治療だけでは不十分。経過が長いほど、そのときの本人の状態に合わせた治療が必要です。

急性期には、激しい症状を抑えるための薬物療法が中心ですが、実際には、この時期から精神療法は始まっています。精神療法は、本人と、医師や治療スタッフとの信頼関係を築くところからスタートするためです。

治療のタイミング

症状を改善させる薬物療法と、医師との信頼関係を基本とする精神療法はどのタイミングでも継続するのが基本です。一方、リハビリは、本人の状態をみながら徐々に進めます。

薬物療法

精神療法

発症（急性期）

症状を抑える薬物療法が中心で、薬を正しく飲むことから始めます。

診察も精神療法のひとつ

診察で医師と話し、受け入れてもらえるという安心感をもつなど信頼関係を築くことから精神療法がスタートします。

症状が治まったら（消耗期・回復期）

薬物療法だけでなく、精神療法の比重も高くなってきます。

精神科リハビリテーション

再発予防のために続ける

少量の薬を飲み続けて、よい状態をキープします（58ページ参照）。

回復してから

体力・気力の回復具合に合わせて、リハビリにも取り組みはじめます。

薬だけでは改善しない部分を治療する

人とのコミュニケーションを練習したり、偏った思い込みを直したりと、薬では改善できない部分を修正します。

薬物療法

薬物が脳内にある物質に働きかける

薬物療法は、治療の大きな柱です。精神科の薬というと「怖い」という誤解が付きまといがちですが、正しく使えば心配はいりません。まずは薬物療法の考え方をしっかり押さえておきましょう。

ドパミンを遮断して症状を抑える

神経伝達物質の一種、ドパミンが過剰になることで、幻覚や妄想などの症状が起こると考えられています。そこで、治療では過剰になったドパミンを抑えるなど、脳内の物質のバランスを整える薬が使われます。

ドパミンが過剰に伝わるのを抑える

神経伝達物質は、一方の神経細胞から放出され、隣り合う細胞の受容体に結合することで、情報を伝えます。抗精神病薬はドパミンの受容体に結合して、過剰なドパミンをブロックするなど、ドパミンの働きを調整します。

ドパミンとは

感情や意欲、注意力、集中力といった心の働き、体の運動調節など、さまざまな働きを担う神経伝達物質

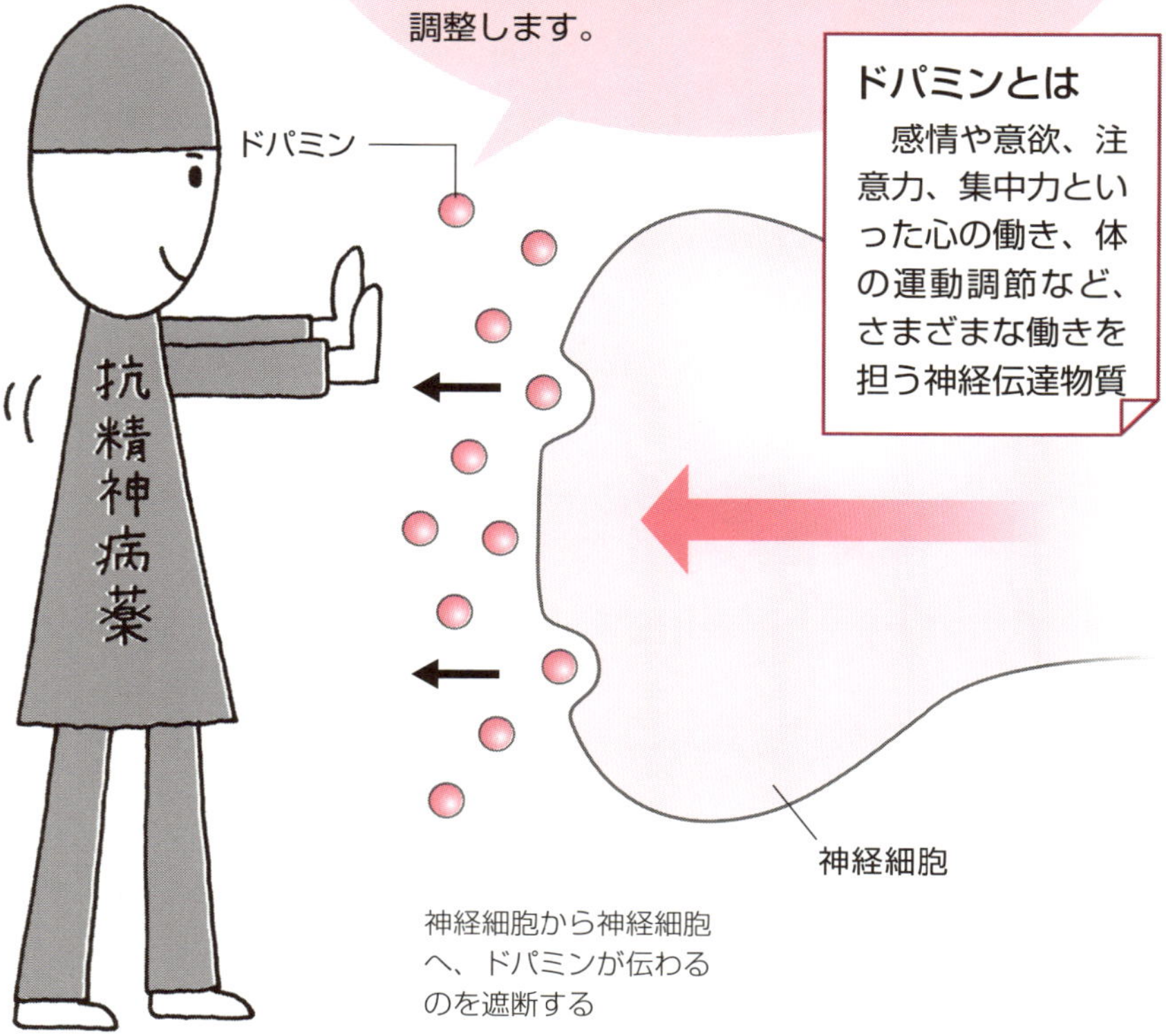

神経細胞から神経細胞へ、ドパミンが伝わるのを遮断する

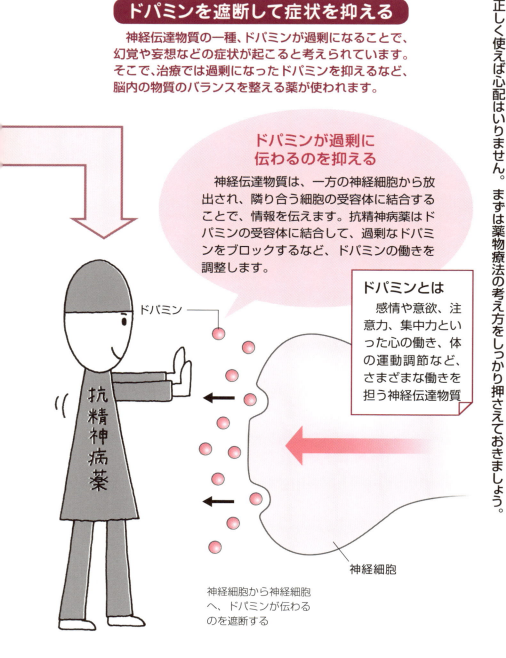

抗精神病薬での治療が基本

幻覚や妄想などの症状には、「抗精神病薬」による治療が威力を発揮します。統合失調症スペクトラムで起こる症状の原因のひとつは、脳の中で情報伝達を担う神経伝達物質の一種、ドパミンが過剰になることとされています。

抗精神病薬はドパミンによる情報伝達を抑え、症状を改善させるよう働きます。

また、急性期の激しい症状を抑えるだけでなく、回復期まで長く飲み続けることで、よい状態をキープするように働きます。

薬の働き

1. 陽性症状を抑える

幻覚や妄想などの激しい症状を抑えます。また、本人を苦しめる不安感や強い焦りを和らげます。

2. 陰性症状を改善する

陽性症状が治まると、陰性症状が目立つようになります。抗精神病薬には陰性症状を改善する効果もあるとされています。

3. 再発を予防する

症状が治まったあとも、薬を飲み続けます。薬の働きによって、症状が起こりやすい状態に陥るのを防ぎ、再発の危険性を抑えます。

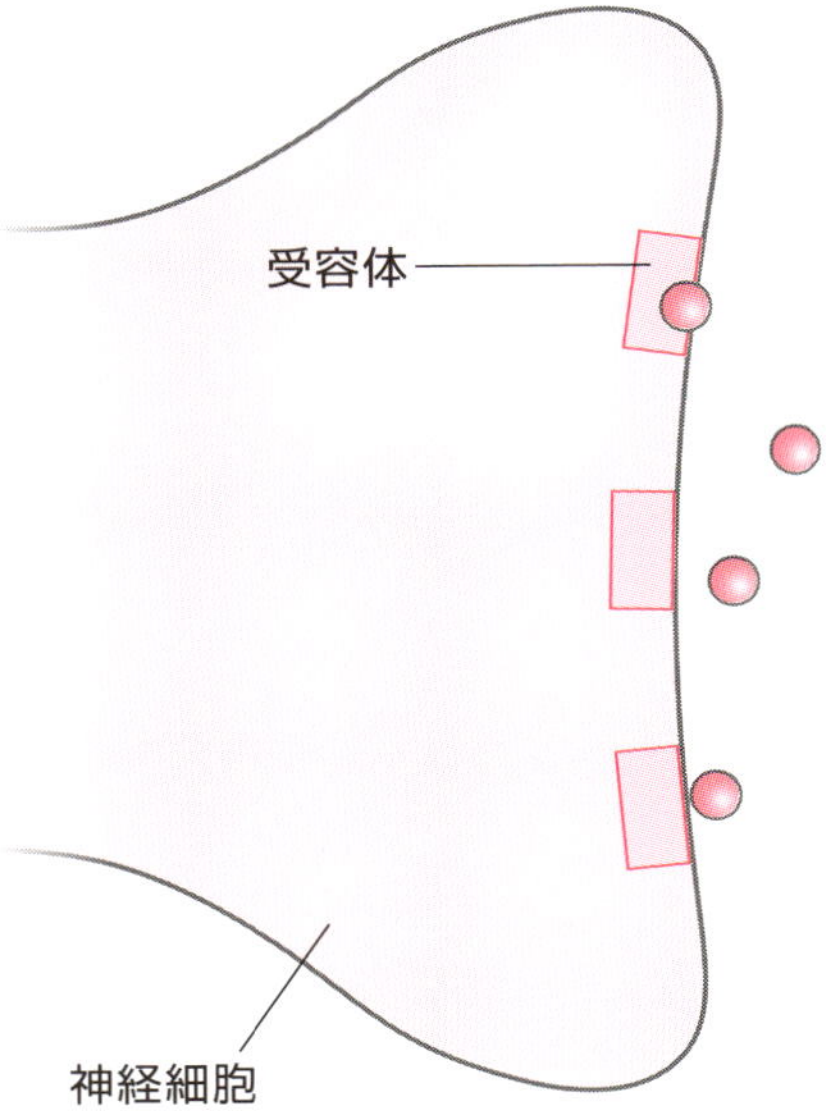

Q 心の病気なのに、薬物療法が必要？

A 原因のひとつである脳の調子を整えます。

妄想や幻覚といった症状は、「心」の症状ですが、原因は体の一部である脳の誤作動です。そのため、まずは脳に作用する薬を使って、症状をコントロールしていきます。

しかし、薬は「心」には直接作用できません。自信、自尊心といった心の働きは、精神療法や精神科リハビリテーションと家族の養生で少しずつ回復させていきます。

薬の種類

まず使われるのは「非定型抗精神病薬」

抗精神病薬には、以前から使われていた「定型抗精神病薬」とその後開発された「第二世代」といわれる「非定型抗精神病薬」の二つのタイプがあります。

陽性症状も陰性症状も改善できる

定型抗精神病薬は一九五〇年代から使われている薬で、陽性症状を改善させる反面、陰性症状に効きにくい、副作用を起こしやすいという問題がありました。

非定型抗精神病薬は、九〇年代に登場した薬で、陰性症状にも効果がみられ、副作用も起こりにくいのが利点です。

「向精神薬」と間違えないで

「向」精神薬は中枢神経に働きかける薬の総称。「抗」精神病薬は、向精神薬のなかでもドパミンに作用するものを指します。

以前は定型抗精神病薬が中心だった

定型抗精神病薬は、ドパミンの働きを強力に妨げ、陽性症状を抑える効果があります。薬の種類によって効果が多少異なるため、今でも症状に合わせて使われることがあります。ただ、働きが強いぶん、副作用が出やすいという問題も。

幻覚や妄想を抑えるタイプ

ドパミンを抑える働きが強く、幻覚や妄想などの症状によく効きます。

意欲を高めるタイプ

感情が鈍くなる、ぼんやりするなどの陰性症状を改善する効果があります。ただ、すべての人に効果がみられるわけではありません。

興奮や混乱を抑えるタイプ

興奮状態を鎮め、気分を落ち着かせるとともに、不安感や焦燥感を和らげます。寝つきがよくなる作用もあります。

現在の主流は非定型抗精神病薬

定型抗精神病薬の効果はそのままに、より副作用が軽くなるように工夫されたのが「非定型抗精神病薬」です。薬の作用のしかたによって、3つのタイプがあります。

ここが変わった

- 1剤で陰性症状にも改善効果がある
- 副作用が減った

SDA
セロトニン・ドパミン遮断薬

神経伝達物質であるドパミンとセロトニンの働きをブロックします。セロトニンはドパミンの働きを抑制する働きがあるため、セロトニンをブロックすることで必要な分のドパミンの働きを高め、陰性症状を改善させます。

MARTA
多元受容体作用抗精神病薬

セロトニン、ドパミンに限らず、多くの種類の神経伝達物質の働きをブロックします。SDAと同じように、陰性症状にも効果を発揮します。

DSS（DPA）
ドパミン部分作動薬

ドパミンが過剰なときにはドパミンを抑えるように働き、ドパミンが不足しているところでは、ドパミンの放出を促すよう作用します。ドパミンのバランスを整えて、陽性症状・陰性症状を改善させます。

＋プラス

補助として使われる薬

睡眠薬

睡眠が足りないと脳の回復を妨げるため、十分に眠れないときは睡眠薬の助けを借ります。

抗不安薬

不安感やイライラ感が強いときに使われます。脳の興奮を抑える「ベンゾジアゼピン系」の抗不安薬がよく使われます。

抗うつ薬

うつうつとした気分を和らげます。セロトニンなどに作用する抗うつ薬が使われます。

気分安定薬

気分の浮き沈みが極端に激しいときには、精神状態を安定させるために「炭酸リチウム」という薬が使われます。

副作用に対する治療薬

抗精神病薬の副作用を抑えるために、パーキンソン病の治療薬が使われることがあります。

治療に使われる主な薬一覧

統合失調症スペクトラムの治療で主に使われる「非定型抗精神病薬」「定型抗精神病薬」、症状や副作用に対処するための「補助として使われる薬」を紹介します。

●非定型抗精神病薬

一般名	商品名	特徴
SDA		
リスペリドン	リスパダール、 リスパダールコンスタ	妄想、幻覚（陽性症状）によく効く。陰性症状にも効果がある。初めに選ばれることが多い
パリペリドン	インヴェガ	薬がゆっくり効いていく（徐放散）ため、持続時間が長く、副作用が少ない
ペロスピロン	ルーラン	効果に加え、強い不安やうつを鎮める効果もある
ブロナンセリン	ロナセン	陽性症状によく効く。鎮静効果はあまり強くない
MARTA		
オランザピン	ジプレキサ	鎮静作用が強く、睡眠薬としても使われる。気分安定効果も期待できる
クエチアピンフマル酸塩	セロクエル	鎮静作用が強い。うつ症状に対する効果もある
クロザピン	クロザリル	今までの薬が効かなかった場合にも使用できる。入院が必要
アセナピンマレイン酸塩	シクレスト	舌下錠。舌への刺激が強いため、服薬指導を受けてから使用する
DSS（DPA）		
アリピプラゾール	エビリファイ	陽性症状、陰性症状のどちらにも効果がある

●定型抗精神病薬

一般名	商品名	特徴
ハロペリドール	セレネース、ハロステン、 ハロペリドール	幻覚と妄想を抑える。注射薬もあり、その場合は4週間に１度受ける
フルフェナジン	フルメジン、フルデカシン	幻覚と妄想を強力に抑える。注射薬もあり、その場合は4週間に１度受ける
ブロムペリドール	インプロメン、ブロムペリドール	幻覚や妄想を抑える
クロルプロマジン塩酸塩	ウインタミン、コントミン	鎮静作用が強く、興奮した気持ちを落ち着かせる

一般名	商品名	特徴
レボメプロマジン	ヒルナミン、レボトミン	興奮を鎮める。睡眠薬として使われることもある
プロペリシアジン	ニューレプチル	不安や混乱状態を抑える。催眠効果もある
スルピリド	ドグマチール、アビリット、ミラドール、スルピリド、ピリカップル	低用量で使う場合はうつ症状が、高用量では陽性症状が抑えられる
モサプラミン塩酸塩	クレミン	気分の落ち込みを改善して、気持ちや意欲を高める

●補助として使われる薬

※保険適用外の薬もあるため、医師や薬剤師に必ず確認をしてください。

薬の種類	一般名	商品名
睡眠薬	ブロチゾラム	レンドルミン、ソレントミン、ノクスタール、ブロチゾラム
	ニトラゼパム	ベンザリン、ネルボン、ニトラゼパム
	フルニトラゼパム	サイレース、ロヒプノール、フルニトラゼパム
抗不安薬	ロラゼパム	ワイパックス、ロラゼパム
	ロフラゼプ酸エチル	メイラックス、ジメトックス、ロフラゼプ酸エチル
抗うつ薬（三・四環系抗うつ薬）	クロミプラミン塩酸塩	アナフラニール
	アミトリプチリン塩酸塩	トリプタノール
	アモキサピン	アモキサン
	イミプラミン塩酸塩	トフラニール、イミドール
	ミアンセリン塩酸塩	テトラミド
抗うつ薬（SSRI）	パロキセチン塩酸塩水和物	パキシル、パロキセチン、パキシル CR
	エスシタロプラムシュウ酸塩	レクサプロ
	フルボキサミンマレイン酸塩	デプロメール、ルボックス、フルボキサミンマレイン酸塩
抗うつ薬（SNRI）	デュロキセチン塩酸塩	サインバルタ
	ミルナシプラン塩酸塩	トレドミン、ミルナシプラン塩酸塩
抗うつ薬（NaSSA）	ミルタザピン	リフレックス、レメロン
気分安定薬	炭酸リチウム	リーマス、炭酸リチウム
抗パーキンソン病薬	レボドパ	ドパストン、ドパゾール
抗コリン薬	トリヘキシフェニジル塩酸塩	アーテン、塩酸トリヘキシフェニジル、セドリーナ
	プロフェナミン塩酸塩	パーキン

注射での治療もある

注射薬でも使用できる薬があります。効果が2～4週間ほど続くため、毎日薬を飲む必要がなくなり、飲み忘れを防げます。

●注射薬がある薬

リスペリドン、
アルピプラゾールなど

副作用

自己判断はしないで、主治医に相談を

薬の効果と副作用は「表裏一体」。抗精神病薬は、作用が強いぶん、さまざまな副作用が起こります。気になる症状が起こったときは、勝手に飲むのをやめたりせず、早めに医師に相談しましょう。

主に神経に影響する

定型抗精神病薬には、運動神経や自律神経に障害を起こす特徴的な副作用が現れやすいという問題があります。非定型抗精神病薬では危険性は低いとされていますが、ゼロではありません。

体が震えたり、姿勢がかたまる（錐体外路症状）

・手足が震える、筋肉がこわばるなど
・手足がムズムズして、じっとしていられない
・筋肉が緊張・硬直して、姿勢や動作が不自然になる

このほか、手足が勝手に動いたり、口をモグモグさせたりといった動作が自分の意思とは関係なく起こることがあります。

改善するには

・薬を変える
・薬を飲む量を減らす
・抗パーキンソン病薬を使う　など

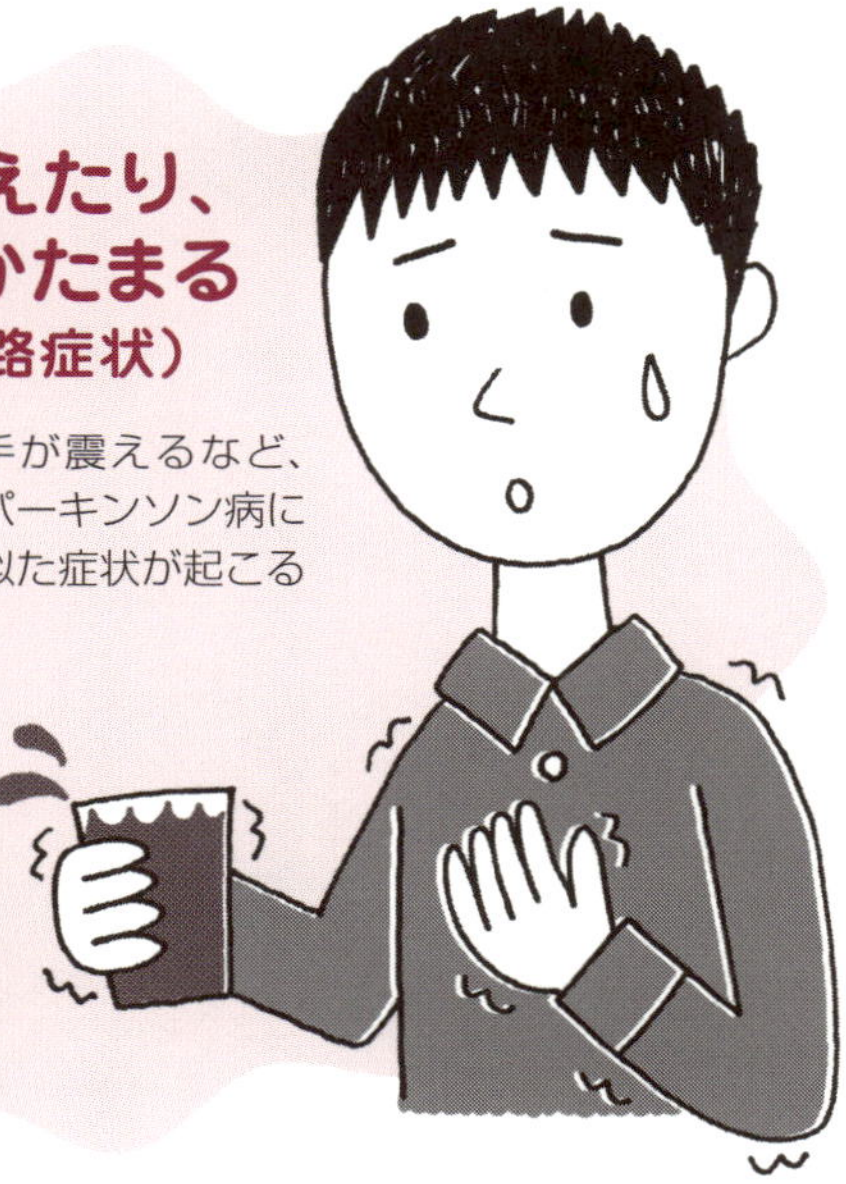

手が震えるなど、パーキンソン病に似た症状が起こる

作用が強力なほど、副作用も現れやすい

副作用とは、薬の働きのうち「望ましくない作用」を指します。薬は、作用が強いほど効果が大きく、また、副作用も出やすいというジレンマがあります。非定型抗精神病薬は、定型抗精神病薬よりは副作用が軽いとはいえ、ゼロというわけにはいきません。副作用が起こったときには、薬の種類を見直すか、副作用を軽くする薬を併用するなどで対応します。

また、副作用には、飲みはじめに起こりやすく、飲み続けるうちに治まってくるものがあります。気になることがあるときは、自己判断は禁物。必ず医師に相談しましょう。

口が渇いたり便秘になったりする（抗コリン性自律神経症状）

- 口の渇き
- 便秘
- 起立性低血圧
- 失神（立ちくらみ）
- 尿閉（尿が出にくくなる、出なくなる）

体のさまざまな働きを調整する自律神経のバランスが乱れ、症状が起こります。程度が重い場合は症状を改善する薬を併用しますが、ほとんどのケースでは、飲み続けるうちに改善していきます。

改善するには

- 薬を変える
- 薬を飲む量を減らす
- 抗ヒスタミン薬を使う　など

薬を使うほか、ガムをかむなどの工夫で不快感を軽減する

命にかかわるものもある

数は多くありませんが、一度発症すると命にかかわる副作用があります。万が一に備えて、そのサインを知っておきましょう。

薬物アレルギー

- 全身のかゆみ
- 発疹
- 肝障害
- 白血球減少

薬そのものへのアレルギー症状です。薬を飲みはじめてすぐに起こる場合と、２週間ほどたってから起こる場合があります。

悪性症候群

- 突然の高熱
- 発汗
- 筋肉の萎縮
- 意識障害

まれですが、感染症などの原因がないのに突然高い熱が出て、体が硬直したり意識障害に陥る「悪性症候群」が起こることがあります。悪性症候群は、放っておくと命にかかわります。

すぐに主治医を受診し、服薬をやめる

服薬のしかた

一種類の薬を少しだけ使うのが主流

精神科の薬というと「たくさん飲まされる」とイメージする人もいますが、それは昔の話。現在は、非定型抗精神病薬を一種類だけ使うのが一般的になっています。

問題視される薬の飲み方

以前は、統合失調症をはじめとする精神病の治療では、2種類以上の薬を使う「多剤併用」、とりわけ同じような作用の薬を2剤以上処方されるケースもありました。

効果や作用が同じ薬である

薬A ＋ 薬B ＋ 薬C

強い効果を狙って同じ作用のある薬を何種類か使っている状態です。

症状1つにつき、1つの薬が処方されている

薬D ＋ 薬E ＋ 薬F ＋ 薬G

「不眠に強い抗精神病薬」「焦燥感を和らげる働きの強い抗精神病薬」という具合に、抗精神病薬を複数使っている状態です。

↓

大量服用になってしまう

薬の使いすぎは効きすぎを招くうえ、問題があったときにどの薬が原因なのかわかりにくくなります。また、副作用も起こりやすく、薬への抵抗感を大きくする原因にもなります。

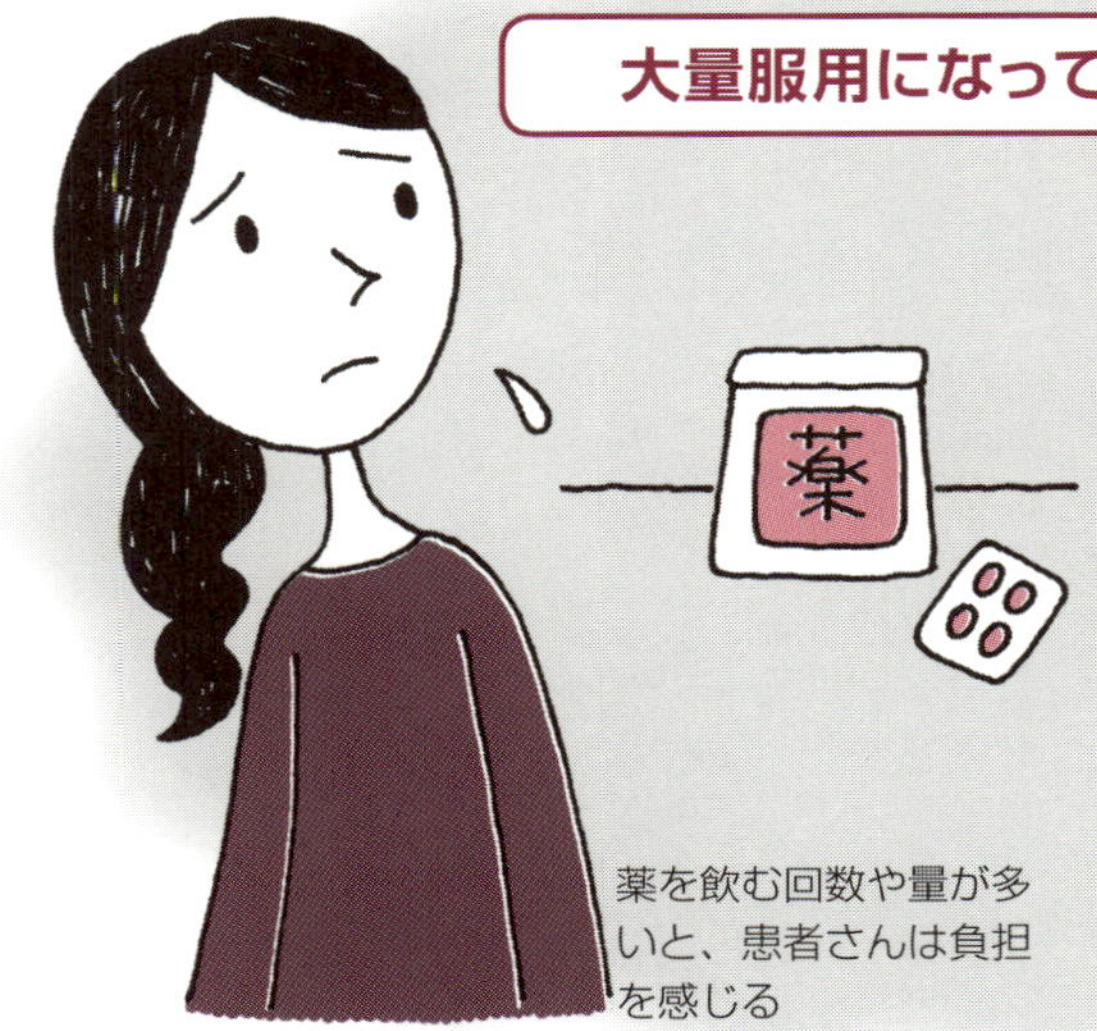

薬を飲む回数や量が多いと、患者さんは負担を感じる

本人や家族の、薬への理解が必要

抗精神病薬は、病気にもよりますが、長く飲み続けるのが基本です。薬の働きや注意点をしっかり理解すると、薬を正しく飲み続ける心がまえができます。

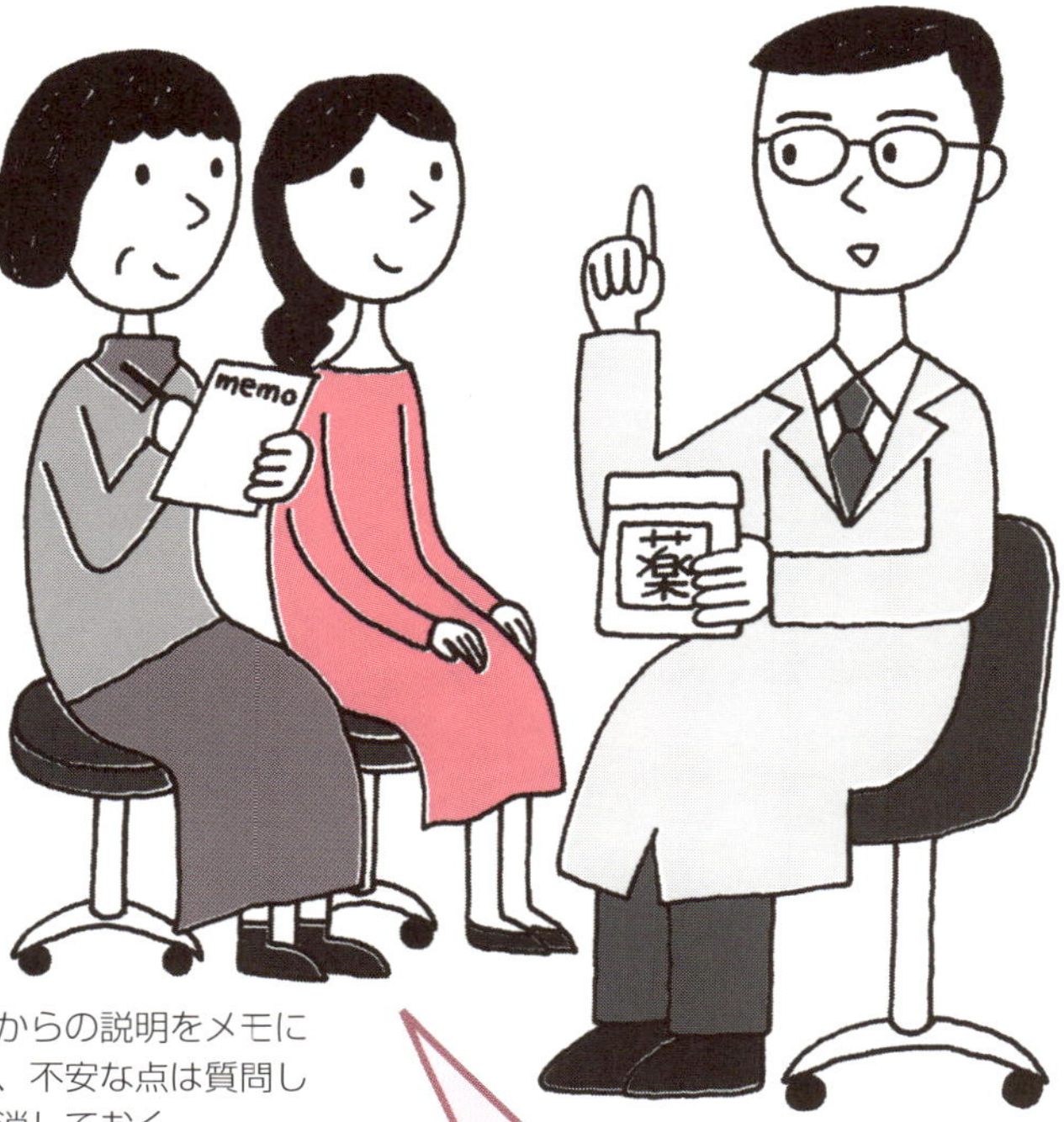

医師からの説明をメモにとり、不安な点は質問しておく

理解しておきたいこと

- 治療方針
- 薬の効果
- 副作用とその対処法

再診時に伝えたいこと

- 症状がどの程度改善されたか
- 副作用の有無
- 症状の悪化などがないか　など

副作用には防げるものがあります。むやみに恐れず、また「薬を飲んでいるからしかたがない」とあきらめず、気になることはしっかり医師に伝えましょう。

大量服薬の時代は終わった

以前は、急性期にはたくさんの薬を使って症状を抑える治療がおこなわれていましたが、今は、できる限り使う薬の種類も量も少なくし、できれば一種類だけにするのが治療の基本です。

統合失調症の場合には非定型抗精神病薬の「リスペリドン」がもっともよく使われています。

ただし、抗精神病薬は種類が多く、人によって合う薬は異なります。最初はどの薬が合うか試行錯誤しながら、どの薬を、どのくらい使うか見極めていきます。

再発・再燃予防

薬を続けることは大切な予防法

症状が治まったあとも、一定量の薬を長く継続して使う「維持療法」がおこなわれます。薬によって再発を防ぐという欠かせない治療です。

症状がなくても薬は飲む

症状がひどい時期には、治療のために「必要十分量」の薬を使います。症状が治まってくると、少しずつ薬を減らしていき、よい状態をキープするための「必要最小量」の薬を飲む維持療法を続けます。

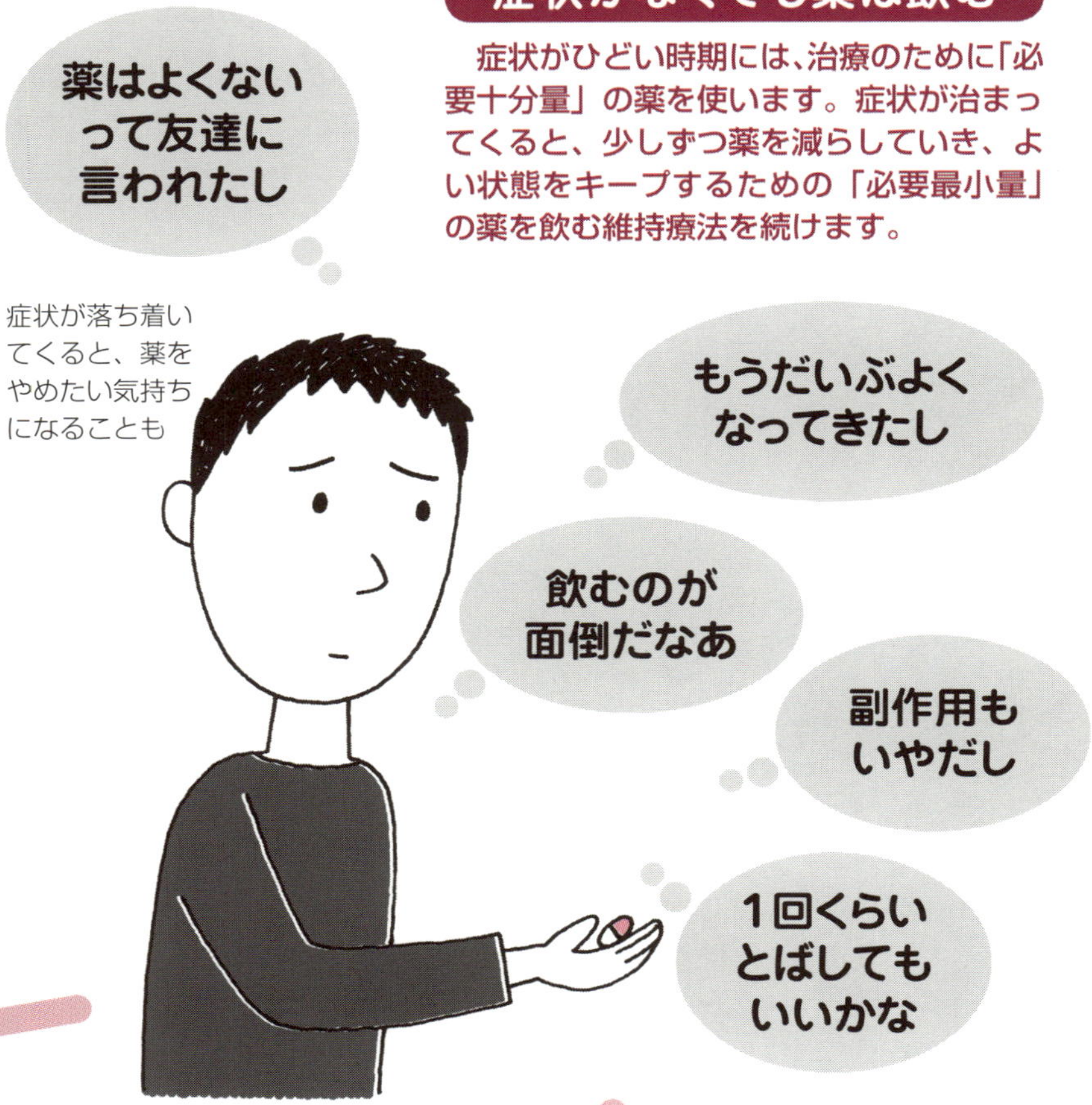

薬はよくないって友達に言われたし
もうだいぶよくなってきたし
飲むのが面倒だなあ
副作用もいやだし
1回くらいとばしてもいいかな

症状が落ち着いてくると、薬をやめたい気持ちになることも

薬を勝手にやめると

多くの人が再発してしまう

薬を飲むのをやめても、すぐに症状が出てくるわけではないため、勝手にやめてしまう人がいます。しかし、維持療法をおこなわないと、1年以内の再発率は65～80%にも上ります。

再発の予兆

- 不眠
- 食欲低下
- 気分の落ち込み
- 意欲の低下

など

勝手に薬をやめるのは絶対にだめ

抗精神病薬には、症状が再び悪化すること（再燃）や、いったん回復したあと、再発するのを防ぐ効果があります。

そのため、症状が治まったら、少しずつ薬を減らしていきますが、必要最小限の量の薬を一定期間は飲み続けます。

薬を長く飲み続けるためには、本人だけでなく、家族も薬の効果を知っておきましょう。家族から「長く飲むのはよくないのではないか」と言われ、薬を中断してしまうケースもあるためです。

服薬を続けるメリット

再発しても軽症ですむ

大きなストレスがかかって再発してしまったときでも、維持療法を続けているほうが、症状が軽くすみます。

症状が軽症化する

薬をずっと飲み続けると、病気自体が軽症化していくといわれています。

薬をやめられる可能性も出てくる

維持療法を続けていて、再発も再燃もなく、よい状態がずっと続いている場合は、薬をやめることを検討するケースもあります。

きちんと薬を飲み続けていれば

再発率がぐっと下がる

維持療法をしっかり続け、定期的な診察をきちんと受けていると、１年間の再発率は25％以内に抑えられるというデータがあるなど、再発の危険性が少なくなります。

家族の協力も必要

維持療法が必要なことをしっかり理解するのはもちろん、薬を飲み忘れないよう見守るなど、周囲の人もサポートしましょう。

家族の対応①

幻聴や妄想を受け止めるのは八割に

妄想や幻覚は、突拍子もない内容で家族にとっては理解しがたく、対応に困ることが多いものです。そんなときのために「二対八の法則」を知っておきましょう。

肯定はしなくてよい

「自分は狙われている」「自分の悪口を言っているのが聞こえる」などと訴えるとき、その内容を議論しても意味がありません。本人にとっては、それが現実だということを前提に対応しましょう。

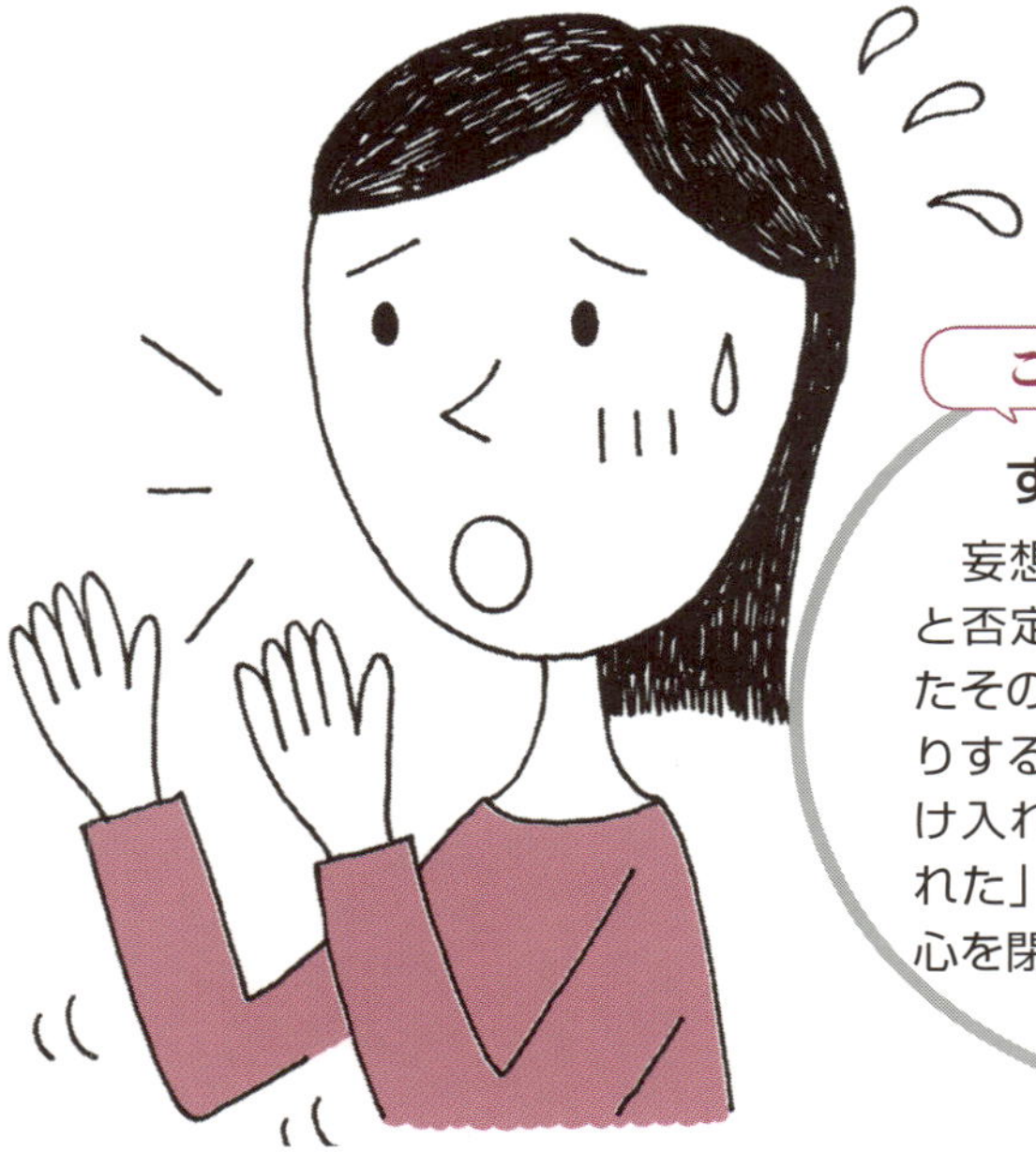

これは NG

すべてを否定する

妄想を「そんなわけはない」と否定したり、「はいはい、またその話ね」などと聞き流したりするのはＮＧ。本人には「受け入れてもらえない」「拒否された」という感覚しか残らず、心を閉ざしてしまいます。

患者さんにはすべてが現実、と理解して

本人の妄想に対して、「そんなわけはない」と否定したり、反発を恐れてただ受け入れたりといった対応をしがちです。しかし、全否定すれば本人との関係がこじれ、反対にすべてを受け入れれば妄想に振り回されてしまいます。

妄想や幻聴の問題はその内容ではなく、本人が苦痛を感じている点。本人にはそれが現実のことと感じられ、そのために恐怖や不安を感じていることを受け止めてください。ただし、妄想を理解しようと内容を細かに聞くのはやめましょう。本人にとっては恐怖を思い出すこととなり、ますます追い詰められてしまいます。

8割

共感して寄りそう

妄想の話を聞くときには、まずは内容については肯定も否定もしません。妄想のために、本人が恐怖を感じて不快な思いをしていることを認め、そのつらさに寄り添いましょう。

（例）

「そうなんだね。それはつらいね」
「そんなに怖い思いをしているんだね」

2割

少しだけ否定する

共感を示したうえで、妄想の内容を少しだけ否定します。そのときには、「私にはわからない」「私はこう思うけど」というように、「私」を主語にすると、否定するニュアンスが和らぎ、本人に届きやすくなります。

（例）

「私にはわからないけれど」
「私にはちょっと想像が難しいけれど」

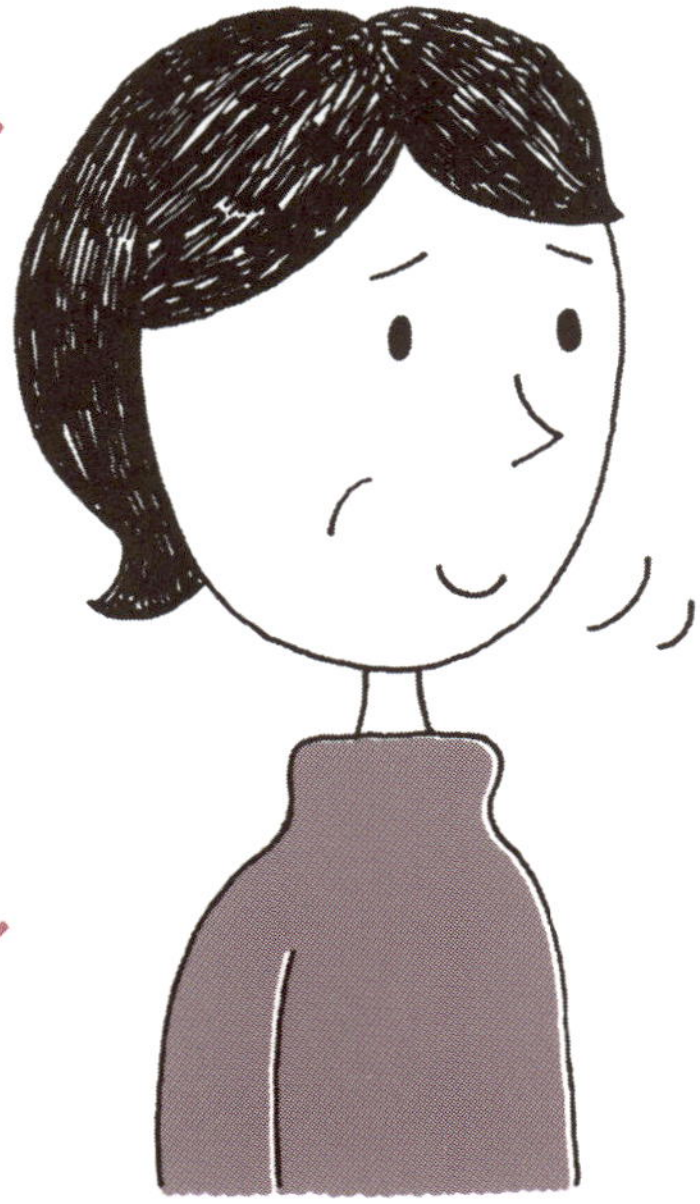

患者さんの話を聞いて、つらい気持ちをしっかり受け止める

ほかにもできることがある

●服薬を促す

陽性症状があると、薬を飲むのを忘れがちです。「薬を飲んで気持ちを鎮めるといいよ」と、薬が本人のためになることを伝えます。

●環境調整をする

回復には、心と体を休める時間と場所が必要です。本人のストレスが少なくなるよう環境を整え、本人が落ち着ける場所をつくります。

●記録して主治医に伝える

家族の目からみた本人の様子をメモなどに残しましょう。診察に付き添う場合に、まとめて医師に伝えると、治療の参考になります。

家族の対応②

暴力には、はっきり「だめ」と伝えて

ときおり、威嚇的な態度をとって暴言を吐いたり、暴力をふるうことがあります。暴力があること自体が症状のひとつですから、対応法を知っておくと安心です。

「理解してほしい」という気持ちから暴力に

暴力には大きく分けて二つのタイプがあります。

一つは、妄想や幻覚から「自分に危険が迫っている」と思い込んだときや、暴力を命じる内容の幻聴が聞こえたときなど、症状として暴力的になる場合です。このようなケースでは、周囲から頭ごなしに否定されると、いっそう激しく反応するようになります。

もう一つは、周囲が本人に否定的だと感じたときに、受け入れられないもどかしさが暴力となって現れる場合です。

いずれの場合も、周囲の否定的な態度が暴力を招きやすいことを知っておきましょう。

感情が爆発すると、患者さん本人もコントロールできない

暴力は「焦り」の現れでもある

特に若い世代では、家族に対して軽い暴力をふるうことがあります。このような場合、「受け入れてもらいたい」という気持ちがあるのに、受け入れてもらえないことへの焦りが、暴力につながると考えられます。

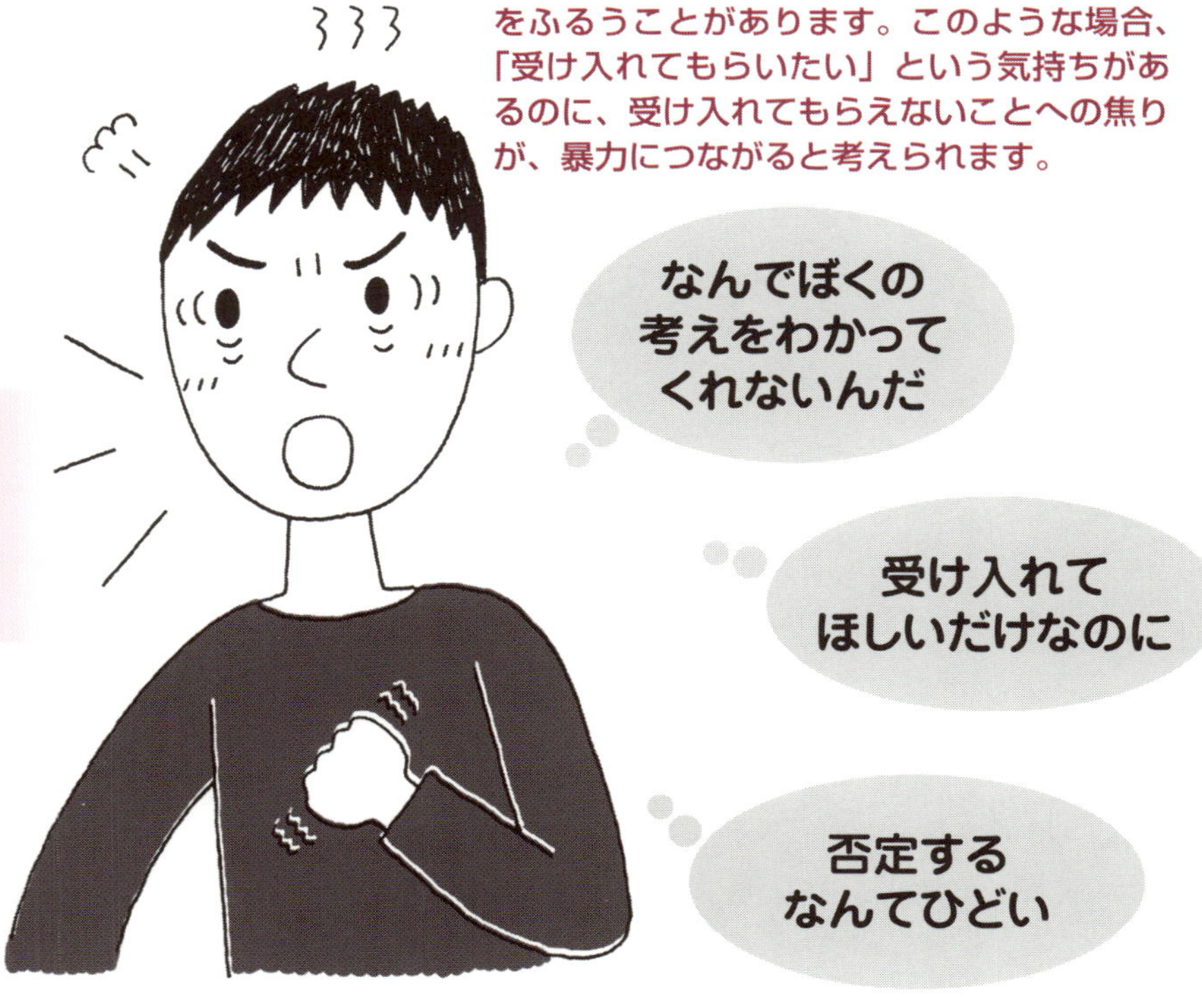
なんでぼくの考えをわかってくれないんだ
受け入れてほしいだけなのに
否定するなんてひどい

これはNG

暴力をなかったことにする

暴力をなかったことにするのは、何も対応しないのと同じ。周囲の否定的な態度が暴力を悪化させる要因なので、家族が接し方を見直さない限り、同じことを繰り返すおそれがあります。医師にも隠さず報告します。

「それはだめだ」

本人の気持ちを受け止めることと、暴力を受け入れることは違います。暴力や暴言に対しては、「そんなことをしてはだめだ」とはっきり伝えます。家族だけでは対応しきれないと感じたら、警察や病院に速やかに連絡します。

「今のあなたのそばにはいられない」

身の危険を感じたら、上のように伝え、その場を急いで離れましょう。

場合によっては入院が必要になることも

症状が重いなど、自宅での療養が難しい場合には入院治療がおこなわれます。入院する際は本人の同意があることが原則ですが、本人が同意しない場合には、医師の判断で入院を決める制度があります。

入院は、十分な休息をとり、薬物療法や精神療法を軌道に乗せるための一時的な措置です。退院後は通院での治療に切り替えます。

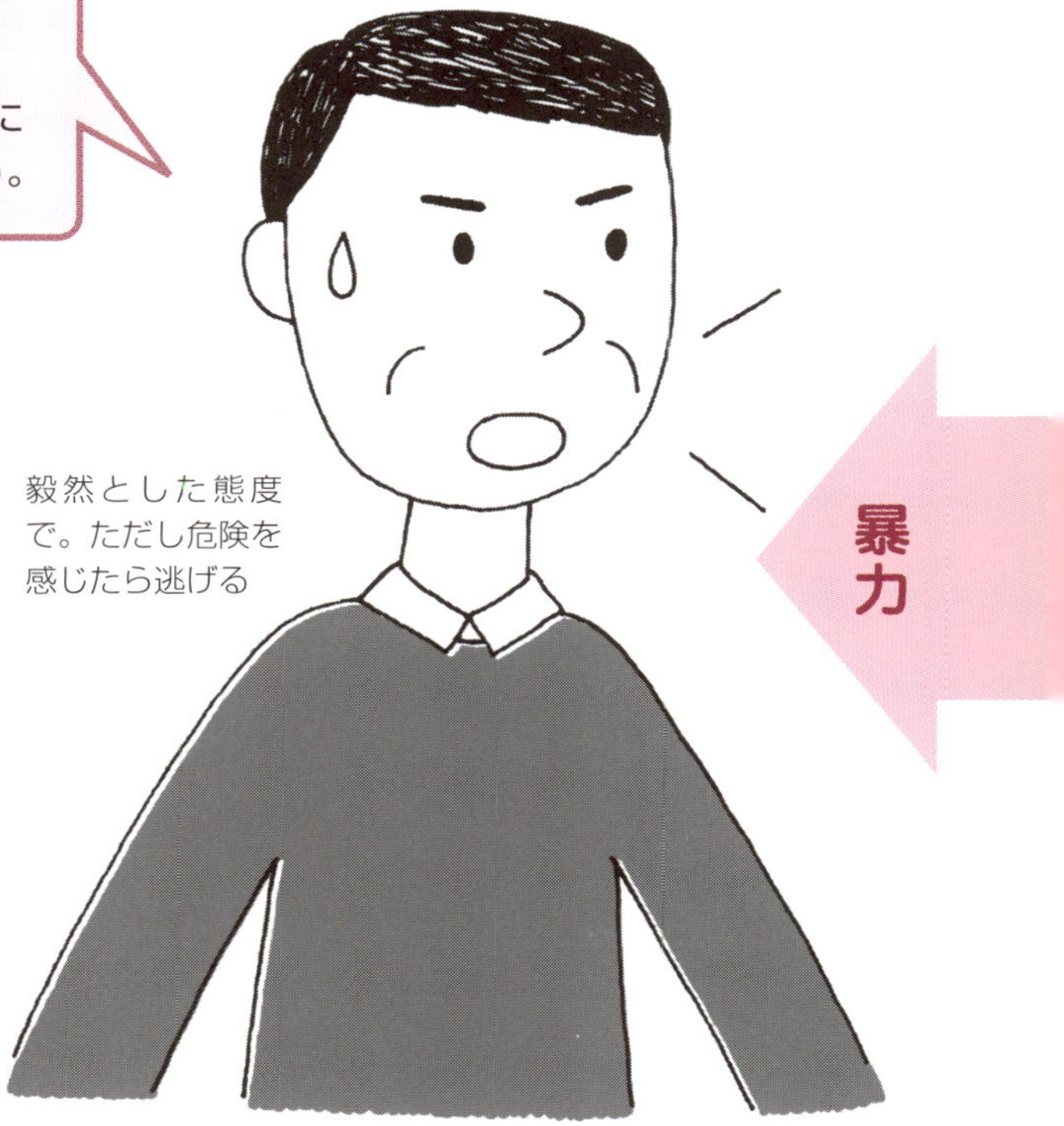

毅然とした態度で。ただし危険を感じたら逃げる

家族の対応③

ボーッとしていても温かく見守ろう

陽性症状が治まったあとには、元気がなくうつうつとした状態になります。周囲の人は、この時期は消耗した心のエネルギーを回復させる時期だということを忘れないようにしましょう。

エネルギーを取り戻す時期と考える

激しい陽性症状は、本人のエネルギーを消耗させます。症状が治まったあとは、心のエネルギーは枯渇状態。そのため、うつうつとした状態になり、神経を休めるために睡眠時間が長くなります。

周囲の人からは、目に見える症状が治まり、本人も現実感を取り戻すため、「回復してきた」とみえるかもしれません。しかし、本人の心はまだまだ不安定です。

ボーッとしているのは、本人が心のエネルギーをためているから。周囲の人にとって我慢のしどころです。今は休ませる時期だと肝に銘じて、本人を見守り、治療を続けるサポートをしましょう。

本人だってつらい

陰性症状が現れる時期には、自分が病気だと認識できるようになります。周囲からみれば「回復してきた」と思えますが、本人は、抑うつ状態に加え「病気になってこの先どうしよう」という新たな重荷を感じ、思い悩んでいます。

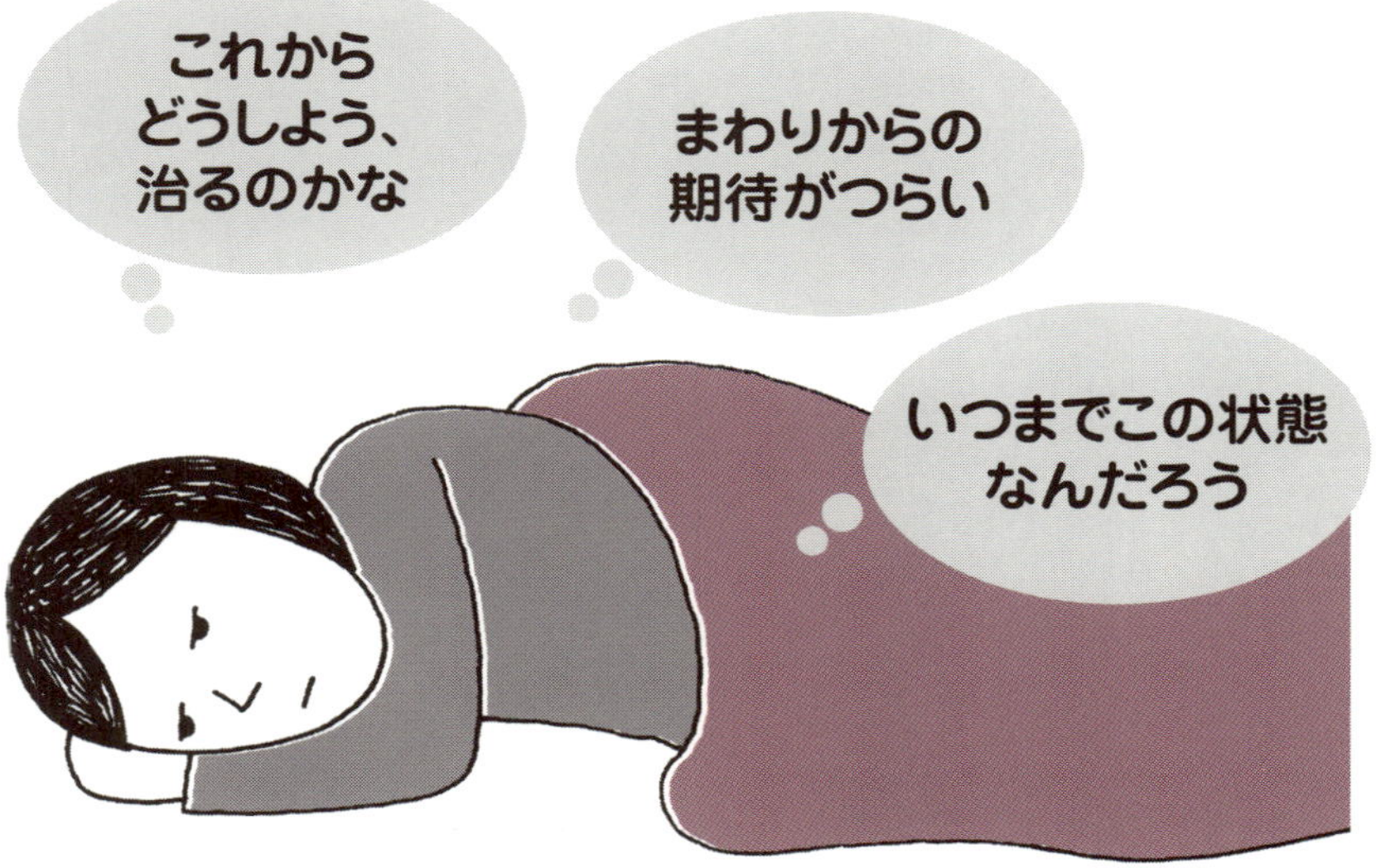
これから
どうしよう、
治るのかな
まわりからの
期待がつらい
いつまでこの状態
なんだろう

本人は、けっして投げやりになっているわけではない

期待する気持ちはぐっとこらえて

回復の兆しをみると「あともう少しがんばれば○○ができる」と期待するのは自然なこと。でも、本人に無理をさせると心のエネルギーを消耗させ、かえって回復を遅らせます。周囲の期待は本人を焦らせてしまうだけ。ぐっとこらえて見守りましょう。

あとちょっとしたら社会復帰できる?

もう少しだけがんばってみてほしい

次は○○をできるようになってほしい

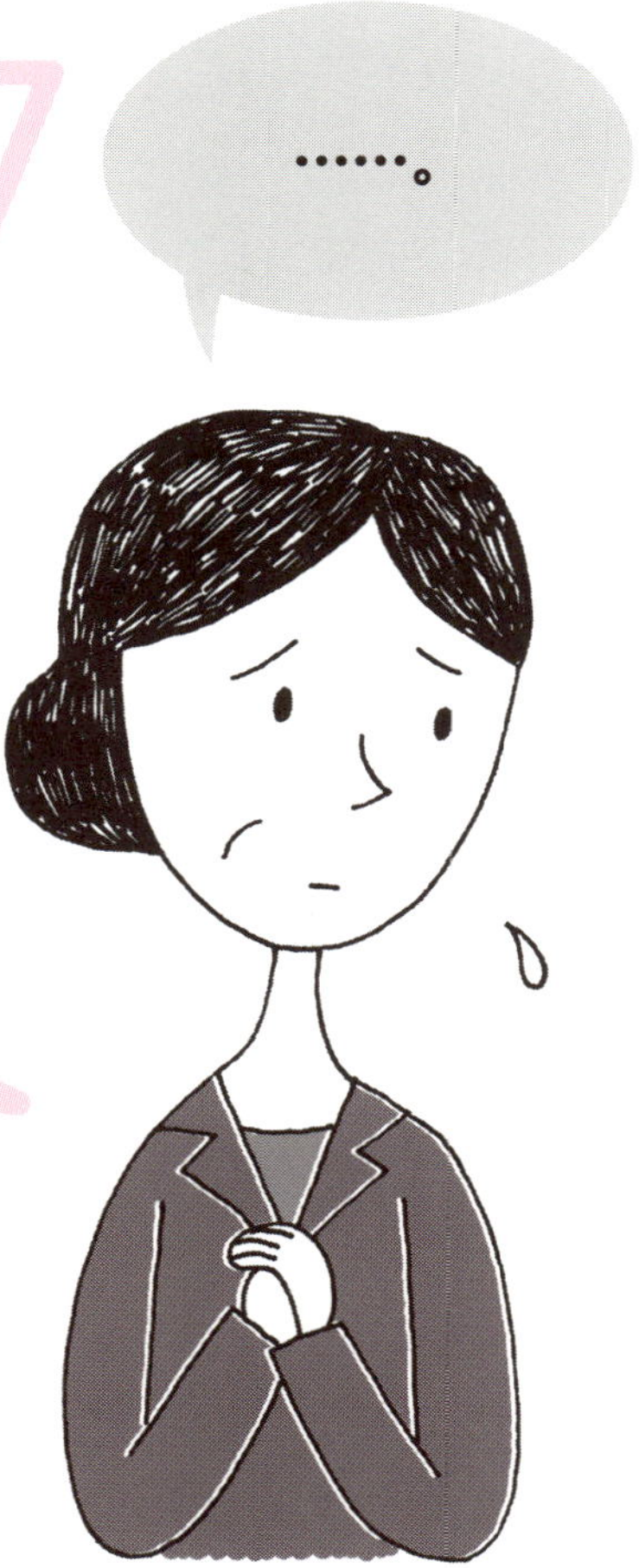

なにか声をかけるより、そっと見守って

これは NG

叱咤激励する

「がんばればできる」「努力が足りない」と言うのは、励ましのつもりでも本人にはプレッシャーとなります。

これは NG

かまいすぎる

手伝いすぎると回復を妨げかねません。身のまわりのことを自分でするのは、回復の一助になります。

家族の対応④

自殺を防ぐ方法を知っておきたい

自殺を防ぐのに決定的な対策はありません。ふだんから本人の様子を見守り、「あなたが死んだら悲しい」「あなたはひとりぼっちではないよ」と伝え続けることが、本人の心を支えます。

家族だけで抱え込まず主治医に連絡を

統合失調症などの病気がある人は、そうでない人よりも自殺する危険性が高いといわれています。

たとえば統合失調症であれば、自殺の危険性が高いのは、急性期と消耗期です。急性期には、自分を傷つける内容の妄想や幻聴のため、消耗期には抑うつ状態からくるむなしさや将来への絶望感のため、「死にたい」と思ったり、実際に自殺を図ったりします。

周囲の人は、自殺の危険性が高まっているサインと、いざというときの対応を知っておきましょう。主治医に相談して医療面でのサポートを受けたり、対処法を予め相談しておくとよいでしょう。

自殺の危険性が高いとき

自殺を実行に移す前には、なんらかのサインがある場合がほとんどです。自殺の危険性が高い時期を知り、小さなサインを見逃さないことです。些細なことのようですが、自殺を防ぐ大きな力になります。

妄想や幻覚が あるとき

「自分が死なないと大変なことが起こる」「死ねと言われた」など、妄想や幻聴から自殺を図ることがあります。

↓

薬である程度抑えられる場合もある

妄想や幻覚が 治まったあと

ひどい抑うつ状態から死を考えることがあります。将来を悲観したり、絶望に襲われたりして、「生きていても意味がない」と感じてしまいます。

↓

注意が必要

家族は全力で味方して

本人が自殺をほのめかすのは、「つらい、助けて」というサインです。周囲の人は「死なないでほしい」とはっきり、しっかり伝えましょう。また、「あなたがいなくなったら私たちは悲しい」「私たちは一緒にいるよ」というメッセージを繰り返し伝えます。

これは NG

本人の言葉を聞き流す

「死にたい」などと何度も聞くうちに危機感は薄れがちに。しかし、いつ自殺を実行するかは、わからないので、絶対に聞き流さないでください。

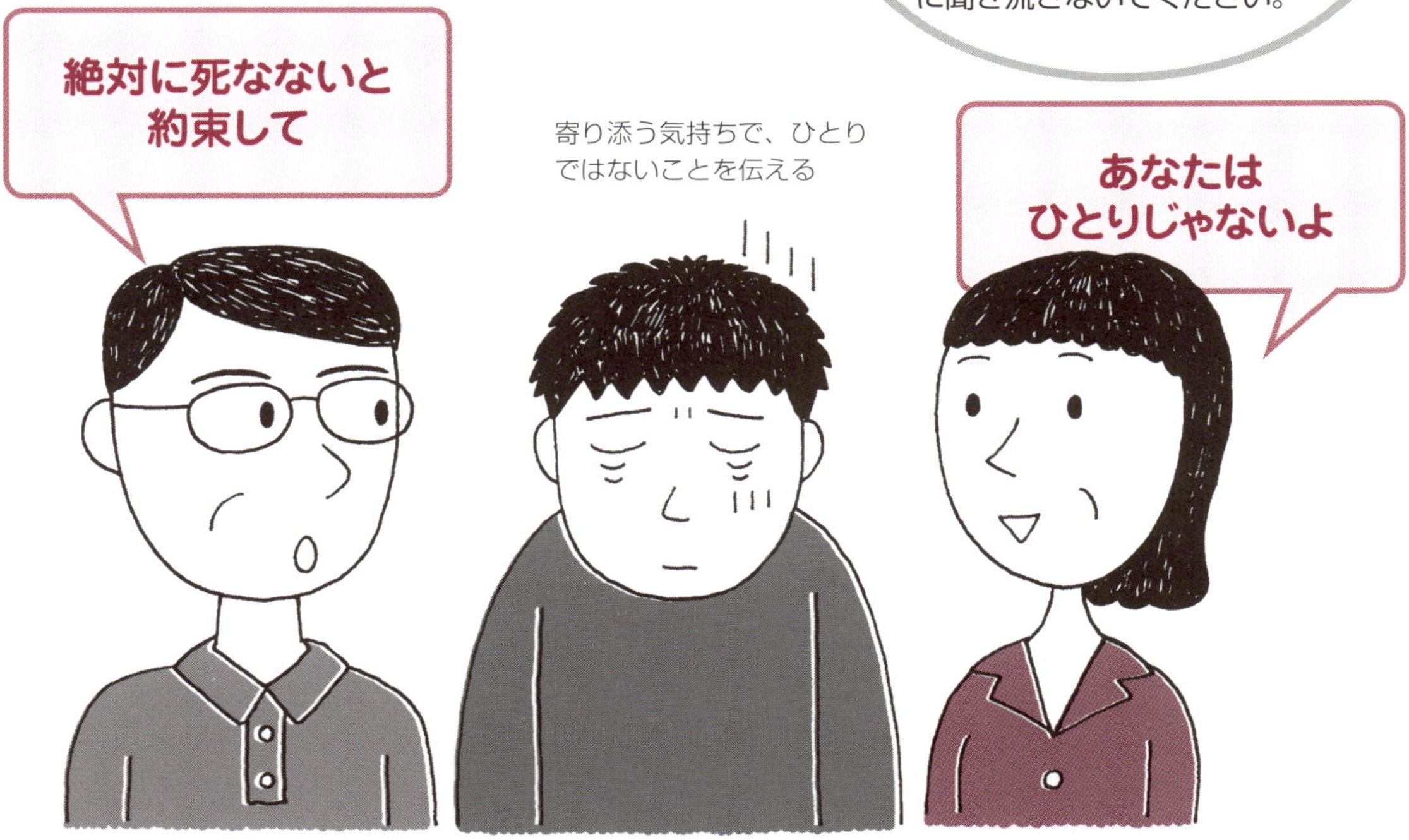
絶対に死なないと約束して
あなたはひとりじゃないよ

寄り添う気持ちで、ひとりではないことを伝える

自殺につながりそうなものは片付けておく

自殺の危険性が高まっていると感じたら、薬を本人と一緒に管理する、刃物を片付けるなど、自殺につながりそうなものを少し遠ざけておきます。

自殺のサイン

「死にたい」と言う

「死にたい」「消えてしまいたい」などと口にします。

手首を切ったりする

自分を傷つけるなど、自殺につながる行動をとります。

今までより落ち込んでいる

以前より、気分の落ち込みがひどい状態が続きます。

Column

脳に刺激を与える「無けいれん通電療法」

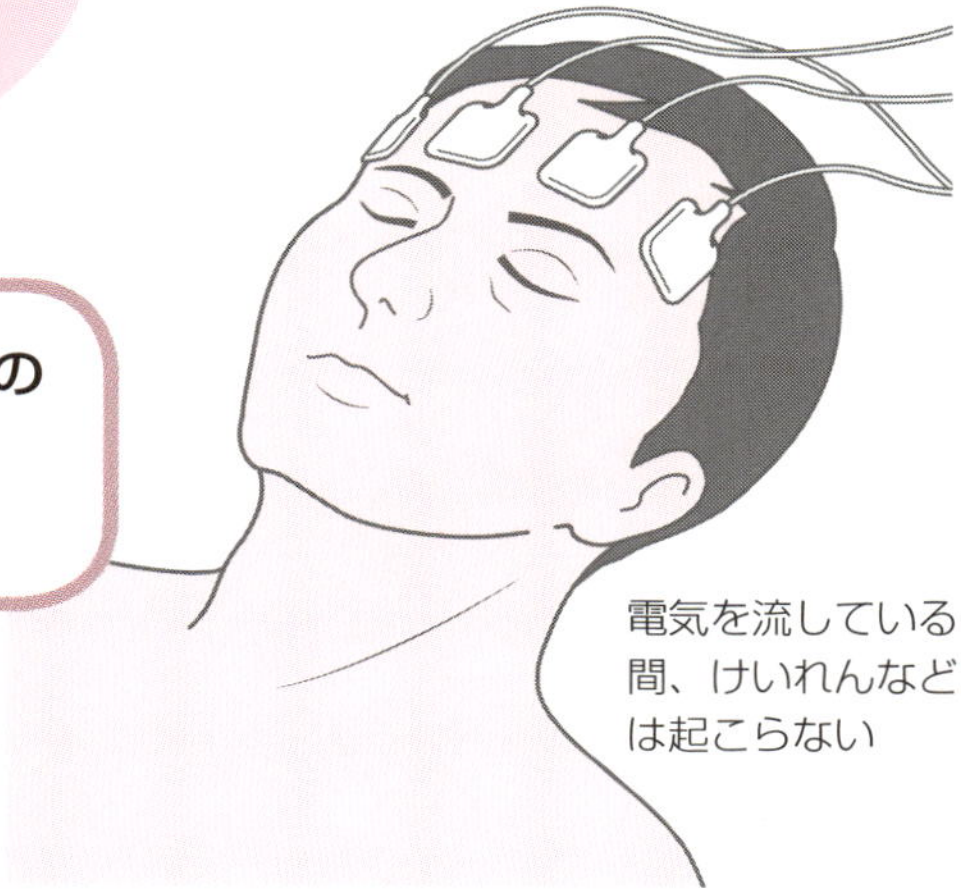
1回5〜10秒
×
週に2〜3回
合計6〜12回
おこなう
1
額やこめかみに
電極を貼り、
麻酔薬を注射する
2
筋弛緩薬を注射する
3
約100ボルトの
電気を
電極から流す
4
モニターで脳の
様子を観察する
電気を流している
間、けいれんなど
は起こらない

薬が効かず、即効性が必要なときにおこなわれる

通電療法は、麻酔科医の管理下で脳に電気的な刺激を与え、脳の神経細胞を電気の刺激で活性化させて精神症状を改善させる治療法です。急性期で陽性症状が強く現れているにもかかわらず、薬が使えないときや、薬だけでは十分な効果が出ないときに検討されます。

通電療法はすぐに効果が出る反面、効き目が長続きしないという問題があります。ですから、通電療法で改善したあとも、再発を防ぐために薬物療法を続ける必要があります。

現在は、全身麻酔の下で、けいれんを防ぐための筋《きん》弛《し》緩《かん》薬《やく》を使っておこなわれるため、安全ですし、苦痛を感じることはありません。

なお、通電療法の直後には、記憶が薄れたり、時間や場所がわからなくなったりすることがありますが、いずれも一時間ほどで回復します。

統合失調症のほか、重症のうつ病、自殺の危険性が高い人などにおこなわれます。

4

精神療法で心の調子を整える

脳に作用する薬による治療と並んで、
心のケアである精神療法も、治療の大切な柱のひとつ。
どちらが欠けても回復はうまく進みません。
心のケアがどのように進むかを知っておきましょう。

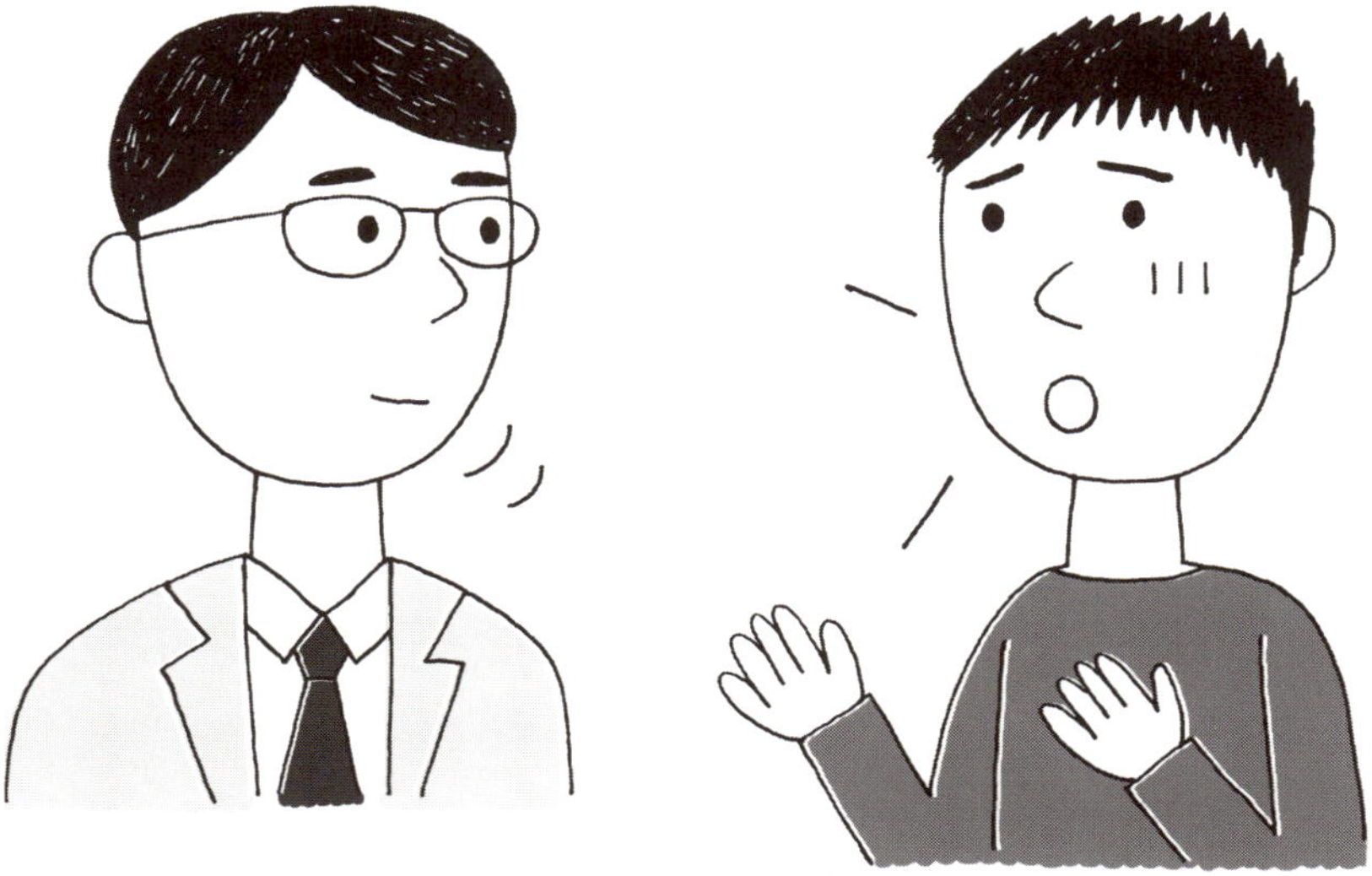

なぜ必要？

「脳」だけではなく、「心」の治療も大切

最近、一般の人にも脳科学の知識が浸透し、「心の病気は脳の誤作動で起こる」という理解が広がっています。でも、すべてが「心イコール脳」という考え方で説明できるわけではないのです。

よくある勘違い

妄想や幻覚といった症状が「脳の誤作動で起こる」という事実は、病気への偏見をなくす効果があった反面、「精神科の病気は脳さえ治療すれば治る」という誤解を生む元にもなりました。

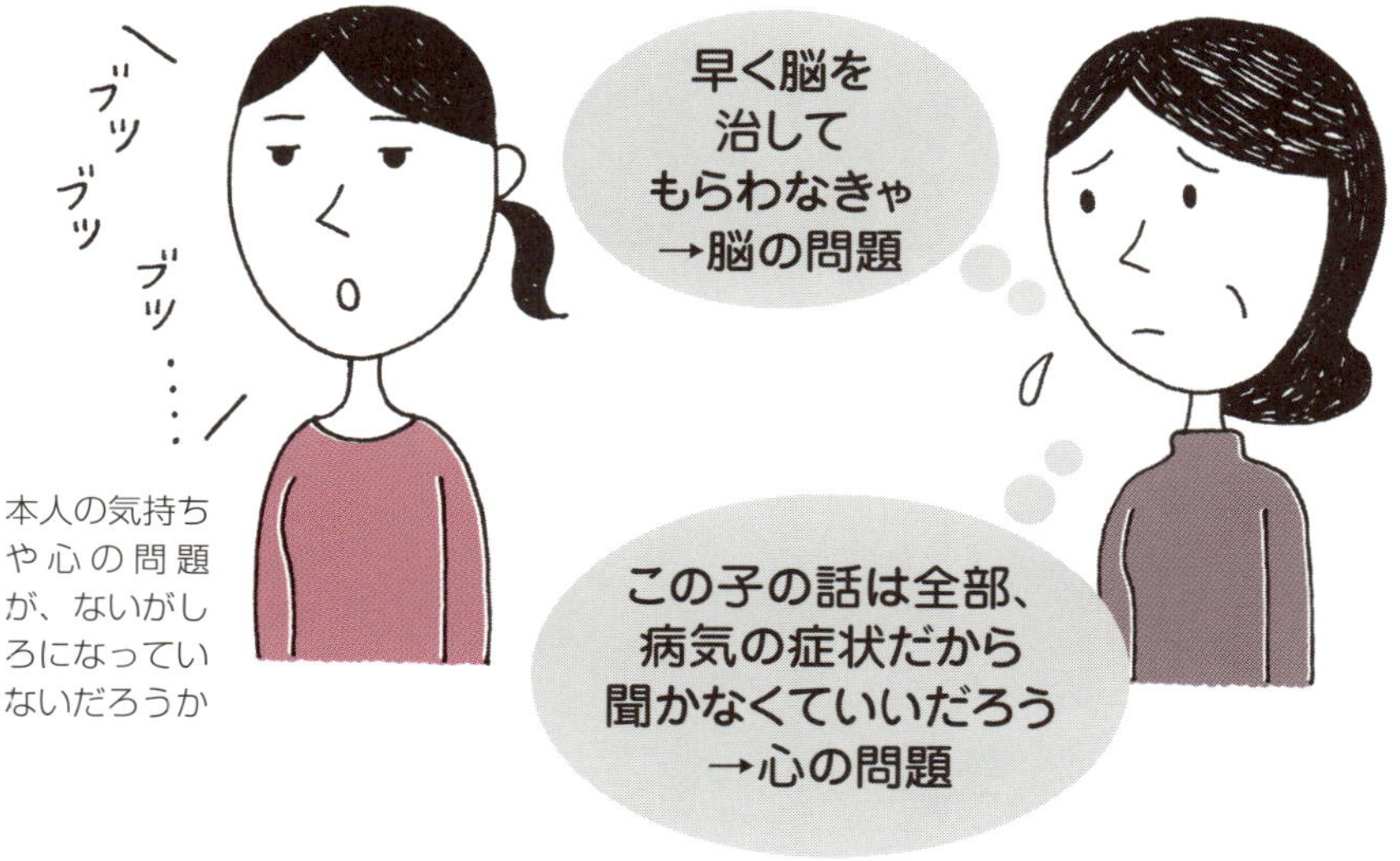
早く脳を治してもらわなきゃ
→脳の問題
この子の話は全部、病気の症状だから聞かなくていいだろう
→心の問題
ブツブツブツ……
本人の気持ちや心の問題が、ないがしろになっていないだろうか

心とは脳だけでなくもっと全人的なもの

統合失調症について、ドパミンに関する遺伝子の変化がみつかるなど、「脳の誤作動」による発症の仕組みが解明されつつあります。

最近は、受診前にインターネットなどで病気に関する情報を読み、本人も家族も知識をもっているケースが多いのですが、その内容が「脳の誤作動を正す」ことに偏っていることがしばしばあります。

脳が心の働きにかかわっていることは間違いありませんが、心の働きは、今までの経験、環境、まわりの人とのかかわりなどの影響を大きく受けるもの。脳ではなく心を治す「精神療法」は、薬物療法と並んで欠かせないのです。

脳の誤作動だけで起こっているわけではない

脳の誤作動
（22ページ参照）

ドパミンが過剰

ストレス脆弱性

今まで育ってきた環境

神経伝達物質のアンバランスは、症状の大きな要因です。また、体質的に苦手な種類のストレスが発症の引き金になるなど、「体の病気」という側面もあります。

心の問題

生きにくさ

恐怖

絶望感

不安

統合失調症スペクトラムでは意欲や集中力が低下し、「今までできたことが思うようにならない」と自信を失ったり、病気になったことへの絶望感などが現れます。

薬物療法（48ページ参照）

- **精神療法**
- **精神科リハビリテーション**

心の問題は「社会での生きにくさ」にもつながります。そこで、本人の心をサポートする精神療法や、社会での「ふるまい」を身につけるといったリハビリテーションが欠かせません。

統合失調症に対する偏見に惑わされないで

統合失調症スペクトラムのなかでも、中核的な病気である「統合失調症」にはまだ「不治の病」というイメージをもつ人が多くいます。

しかし、脳の誤作動とたとえられる不調を解消する薬物療法の研究は日々進歩しています。多くの人は治療を続けながら社会復帰しています。本人も家族も、偏見をもたず、また家族だけで抱え込まず、一歩を踏み出してください。

支持的精神療法

患者さんの気持ちに寄り添って話を聞く

精神療法は、医師やカウンセラーが、患者さんの気持ちのありようやものの見方、考え方といった精神活動に変化をもたらす治療法です。ベースには、信頼関係が結ばれていることが欠かせません。

患者さんが安心することで次に進める

支持的精神療法とは、その名のとおり「患者さんの気持ちを支えるように接する精神療法」のこと。本人の話をよく聞いて受け止め、共感を示したり、理解しようとして接することで、不安を解消したり、気持ちを楽に、前向きになるように支えます。統合失調症などの病気でよくおこなわれる精神療法です。

本人と治療者との間に信頼関係がないと成立しない治療法ですが、本人の話をよく聞くこと自体が信頼関係を築くという面もあります。そのため、支持的精神療法は診察の初期から始まり、治療期間を通して続いていきます。

気持ちをそのまま受け止める

統合失調症スペクトラムの病気で起こる妄想や幻覚、考えがまとまらないといった症状は、患者さんにとって恐ろしい経験。そのうえ、周囲に理解されず孤独感も抱えるなど、心は非常に不安定な状態です。支持的精神療法では、患者さんの不安や孤独感を医師がそのまま受け止めてくれます。

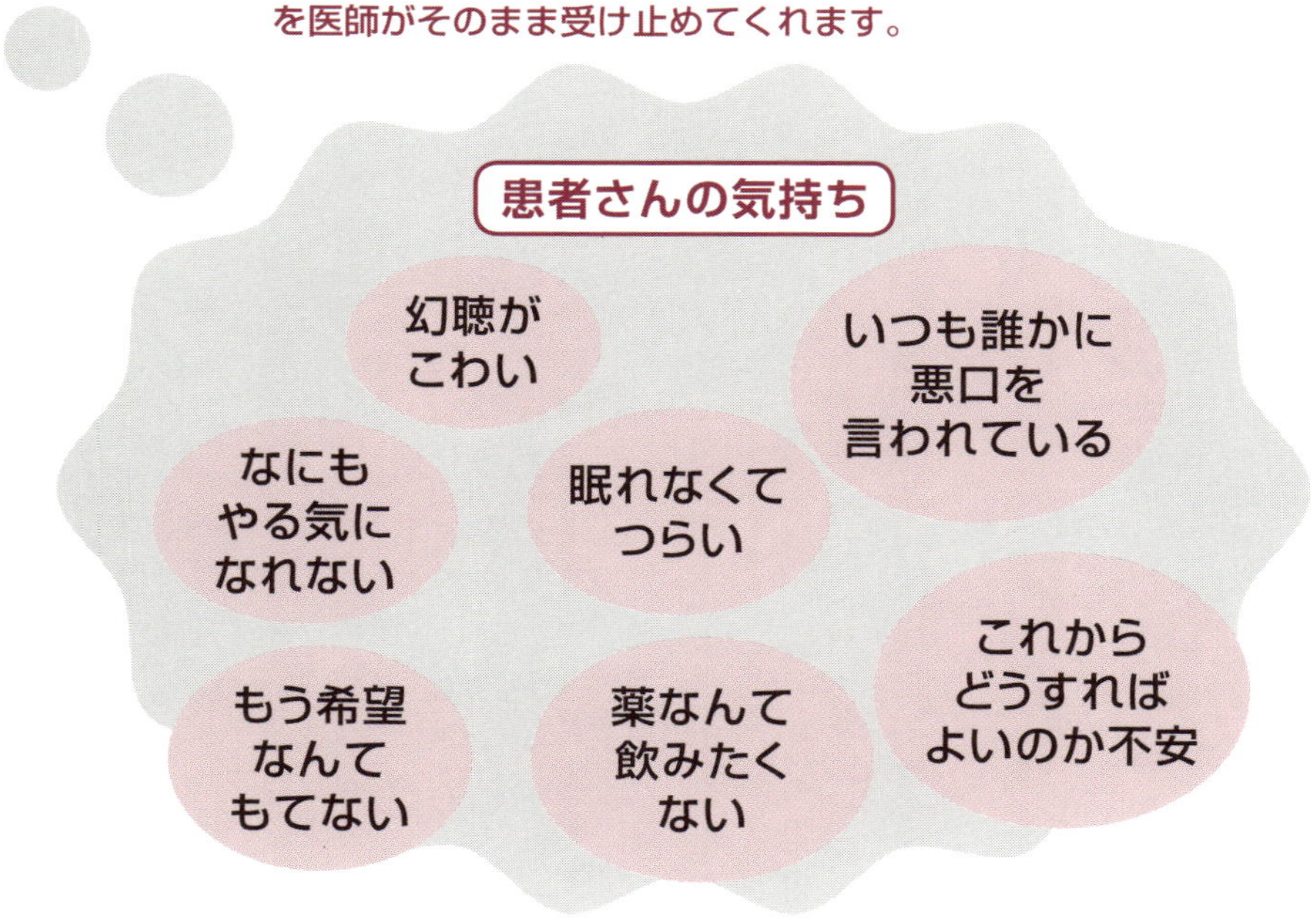
患者さんの気持ち
幻聴がこわい
いつも誰かに悪口を言われている
なにもやる気になれない
眠れなくてつらい
これからどうすればよいのか不安
もう希望なんてもてない
薬なんて飲みたくない

信頼関係があることが大前提

　支持的精神療法は、患者さんと医師とのコミュニケーションを通じて、本人の気持ちを安定させていきます。そのため、本人がなんでも話せる信頼関係がないと成り立ちません。

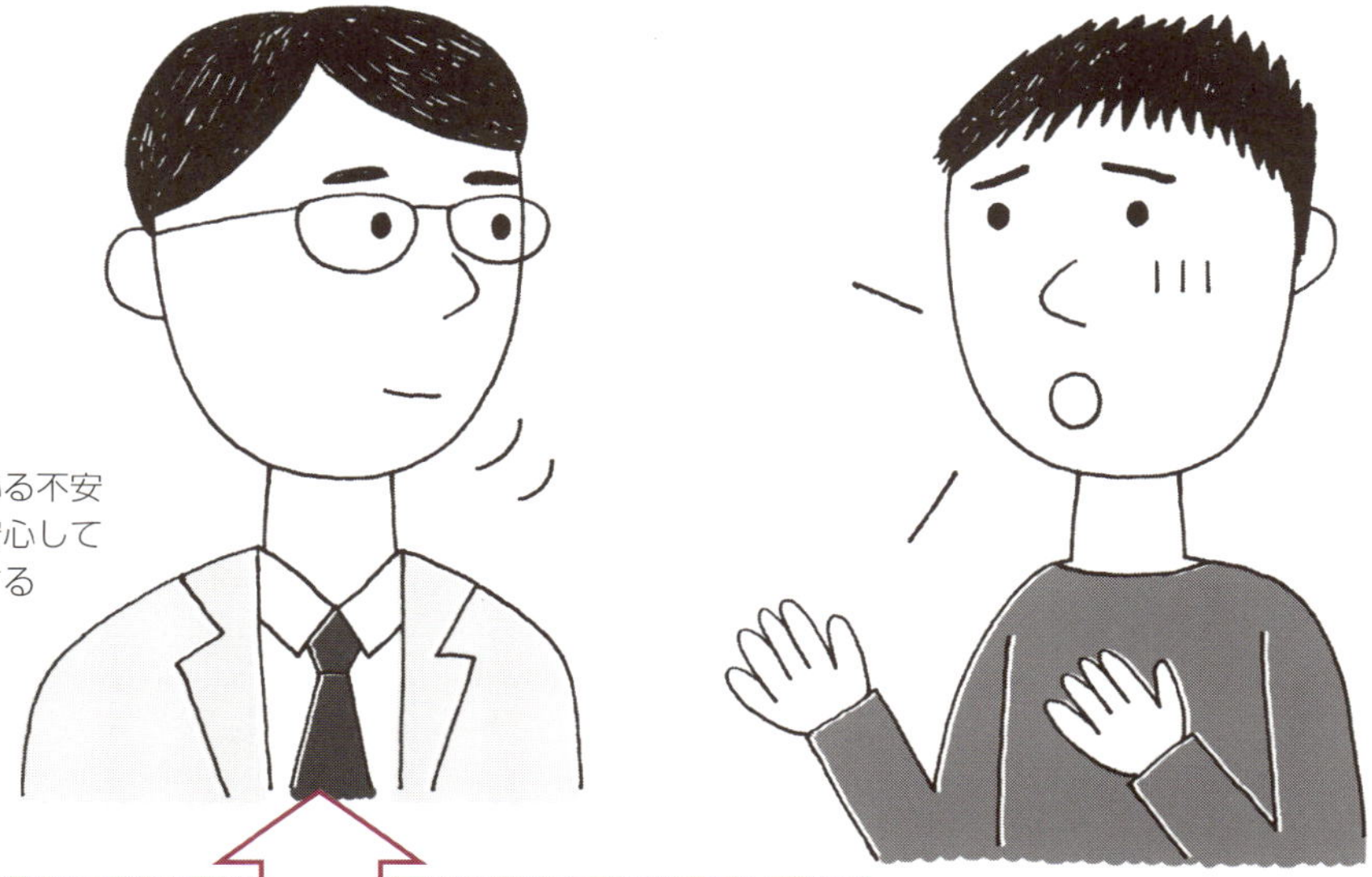

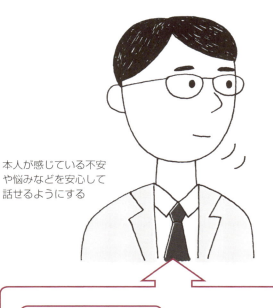

本人が感じている不安や悩みなどを安心して話せるようにする

医師の態度

否定せずに話を聞く

「こうしたほうがよい」などアドバイスや指示はしません。まずは話に耳を傾けるところから始めます。

どんな話も受け止める

　内容が荒唐《こうとう》無《む》稽《けい》なものだとしても、聞き流さず、批判せず、話している本人の気持ちを受け止めます。

共感する

　本人が抱えている不安や悩みにきちんと目を向け、理解しようとする態度を示します。

患者さんの不安が取り除かれる

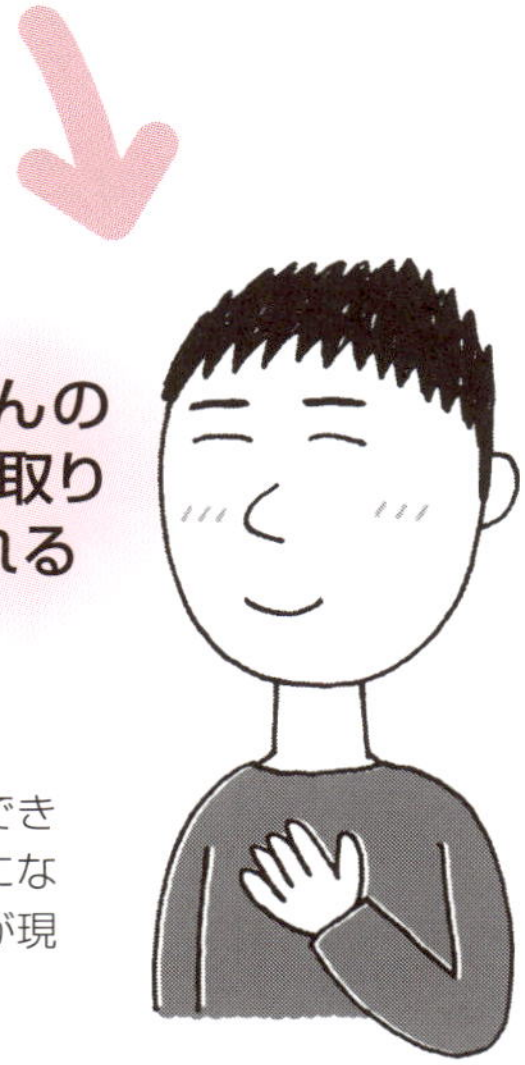

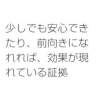

少しでも安心できたり、前向きになれれば、効果が現れている証拠

分析的精神療法

人生や人間関係を中心に話を聞く

人は誰でも、人とのかかわりやこれまで経験したことの積み重ねの上に生きています。心の治療では、そのような背景を知ることも欠かせません。

ここで述べる分析的精神療法とは、患者さんの話を聞いて、事実を客観的に「分析」して、問題解決の糸口を探っていく診療・治療法です。患者さんのこれまでの生活や人間関係だけでなく、現在の人間関係などにも焦点を当てて話を聞きます。

「精神分析療法」とは違うもの

一般的に知られる「精神分析療法」は、患者さんが無意識に抱えている問題点を医師が推察し、治療していくものです。ただし、これは統合失調症スペクトラムの患者さんにはおこないません。

病気以外の側面に目を向ける

病気そのものではなく、病気になったことも含めて、自分のこれまでの人生と、これからの生き方について考えていく精神療法で「洞察療法」とも呼ばれます。

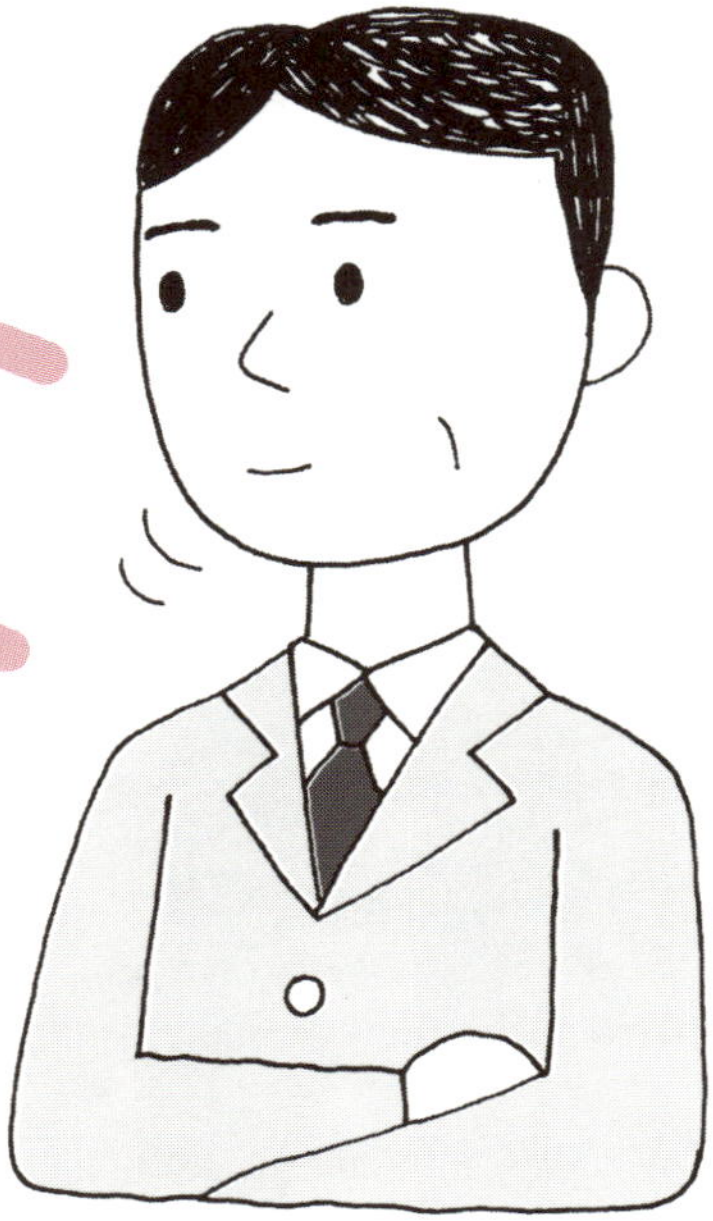

2 問題と考えられる点を伝える

病気の原因となっている可能性のある物事を医師から指摘します。ただし、決めつけや批判はしません。

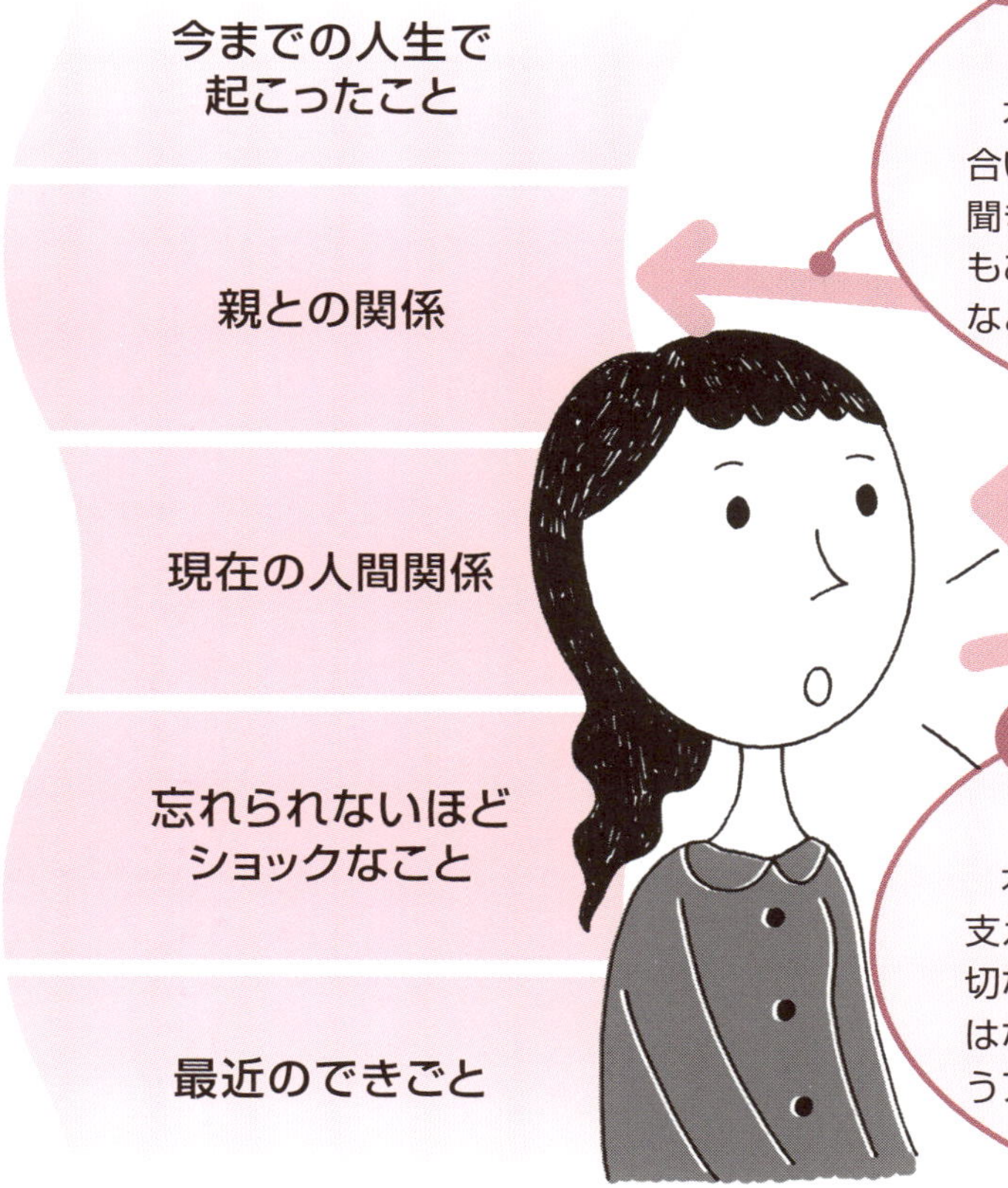
今までの人生で
起こったこと
親との関係
現在の人間関係
忘れられないほど
ショックなこと
最近のできごと

1 患者さんの背景をみる

本人の性格、周囲の人とのかかわり合い、学校や仕事の環境などについて聞きます。医師から質問して聞くときもありますが、診察中の何気ない雑談などから推察することもあります。

3 解決策を考える

本人が解決策を考え、医師はそれを支えます。行きづまったときや、不適切な対策になりそうなときも、否定ではなく「このような視点もある」というアドバイスがされます。

みんなで集まっておこなう「集団精神療法」

通常の治療は、医師または治療者（カウンセラー、臨床心理士など）と患者さんの一対一でおこなわれます。一方、複数の患者さんが集まって、基本的には当事者だけでおこなう治療法が「集団精神療法」です。

集団精神療法は、患者さん同士で自分の経験や悩みを率直に話し合う形式でおこなわれます。治療者はリーダーシップをとるわけではありませんが、進行のために同席することが多いようです。

集団で話し合うことは、自分の話をし、人の話を聞くことで、自分の感じたことを客観的に考えたり、人との接し方を学び直すといった効果があります。

また、「悩んでいるのは自分だけではない」という安心感をもつことができるのも、集団精神療法の大きな利点です。

環境調整

環境を変えただけで治ることもある

人は多かれ少なかれ自分の身のまわりの環境の影響を受けます。本人にとって心地よく、ストレスの少ない環境を整えるように工夫することで、症状を和らげることができます。

症状が起こるようになったきっかけを考える

統合失調症スペクトラムの診断基準は、症状を中心につくられています。しかし、実際の診療では、医師は今起こっている症状の数や程度だけではなく、発症の前になにか環境の変化があったかや、家族関係に発症の要因はなかったかなどをきめ細かくみていきます。特に妄想性障害など、妄想の強いケースでは、妄想がストレスから自分を守るシェルターの役割となっている場合もあります。

発症や症状の悪化に関係していることを取り除いたり、過ごしやすくなるよう工夫するのも治療の一環。環境は、本人にとって悪化要因にも薬にもなりうるのです。

人が示す反応はさまざま

同じできごとを経験しても、感じ方や受け取り方は人によって違います。ある人にとっては些細なことが、ほかの人には大きなストレスになるなど、思わぬことが症状を悪化させていることはよくあります。

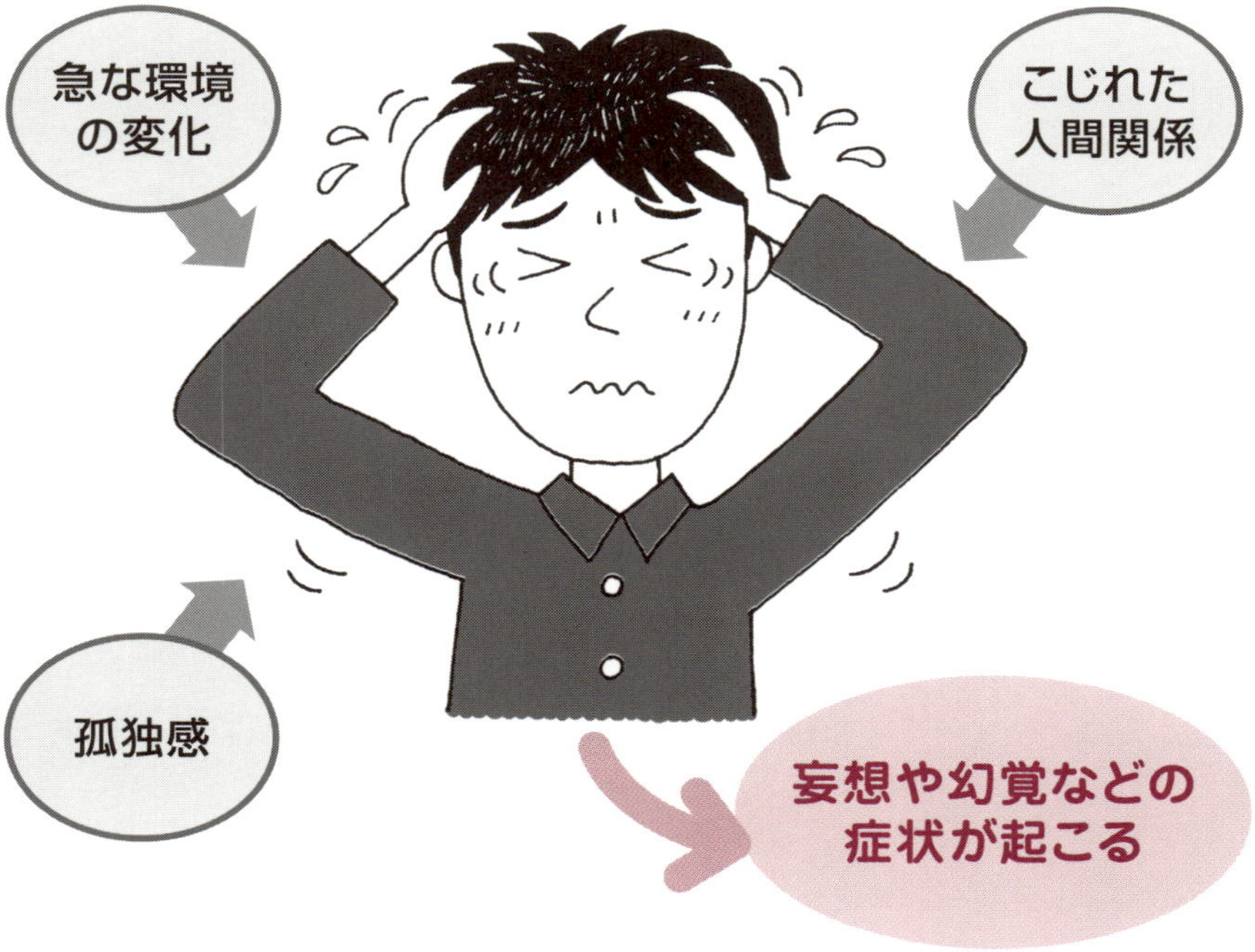

急な環境の変化
こじれた人間関係
孤独感
妄想や幻覚などの症状が起こる

ケース1 「寂しさ」が引き金となったAさん

「家族のために」と育児や家事に一生懸命取り組んできた主婦のＡさん。穏やかに過ごしていたＡさんですが、ある日を境に隣の家に嫌がらせをするようになりました。夫が「なぜそんなことをするのか」と理由を聞いても「隣の家の人が私に攻撃をしてくる」と答えるだけ。しかし、実際には攻撃などされていません。

症状が現れはじめたころ、Ａさんのひとり息子が就職し、家を出ていく、というできごとがありました。じつは、寂しさから、妄想の症状が現れていたのです。Ａさんの気持ちに気づいた夫からの勧めで、趣味の手芸サークルに参加することに。サークルに参加するのは週１回ですが、仲間に会えるこの日を楽しみにしています。しばらくすると妄想は消え、隣の家への嫌がらせをすることもなくなりました。

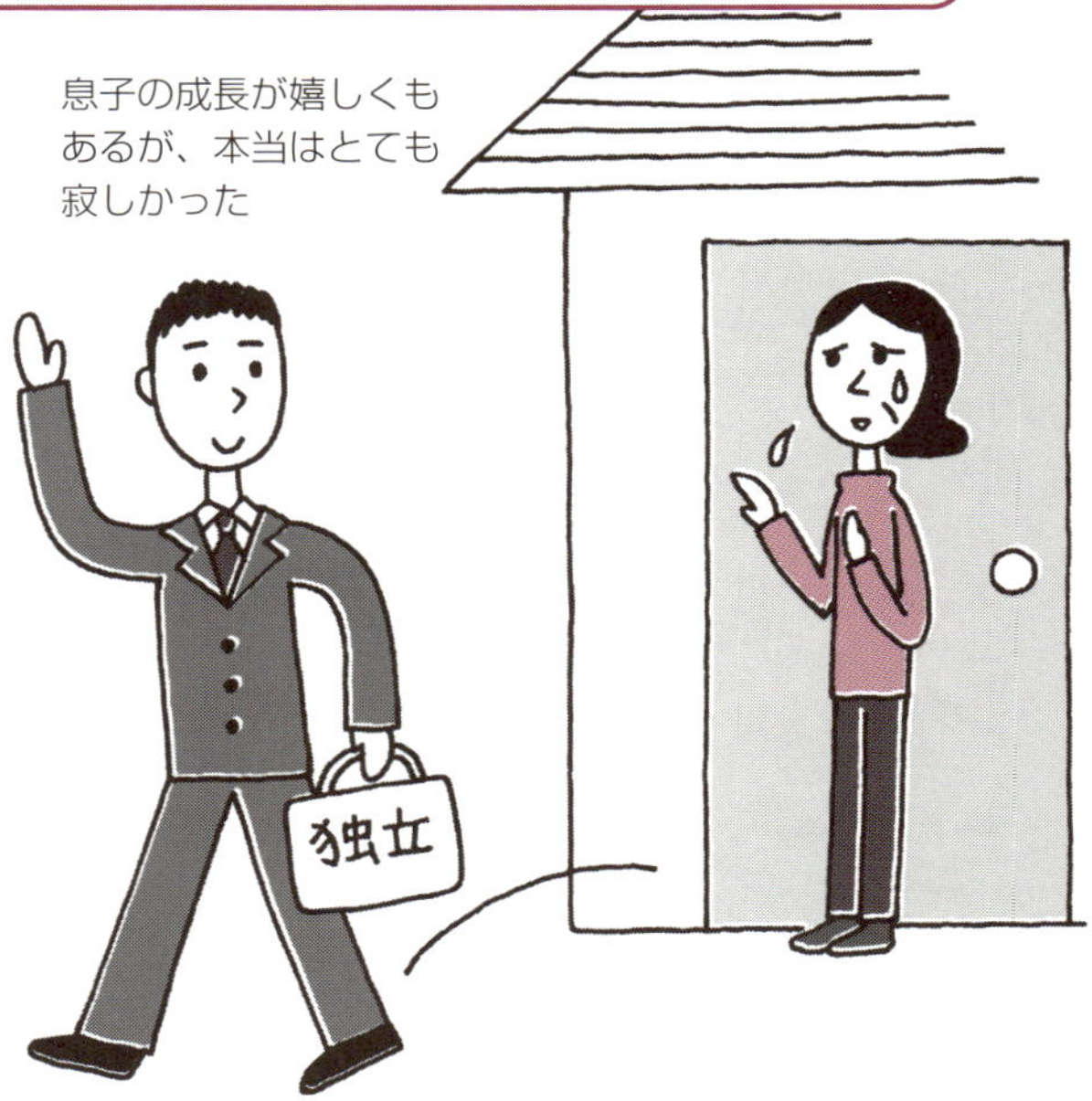

息子の成長が嬉しくもあるが、本当はとても寂しかった

ケース2 弟との関係に悩むBさん

Ｂさんは高校を卒業したあと浪人し、１年間猛勉強しましたが、希望の大学に合格することができませんでした。Ｂさんの１歳下の弟もその年に受験し、希望の大学に見事合格。自分だけが不合格だったことに大きなショックを受けたＢさんは、それ以降具合が悪くなり、統合失調症を発症したのです。

現在は、治療の効果で症状が落ち着いてきました。しかし、進学と共にひとり暮らしを始めた弟が帰省する日が近づくと体調を崩してしまうのです。

じつはＢさんの統合失調症には、「自分が不合格だったこと」ではなく、「弟が自分より出来がよいこと」へのショックが大きくかかわっていたのです。Ｂさんが回復していくためには、弟との関係性を見直す必要がありそうです。

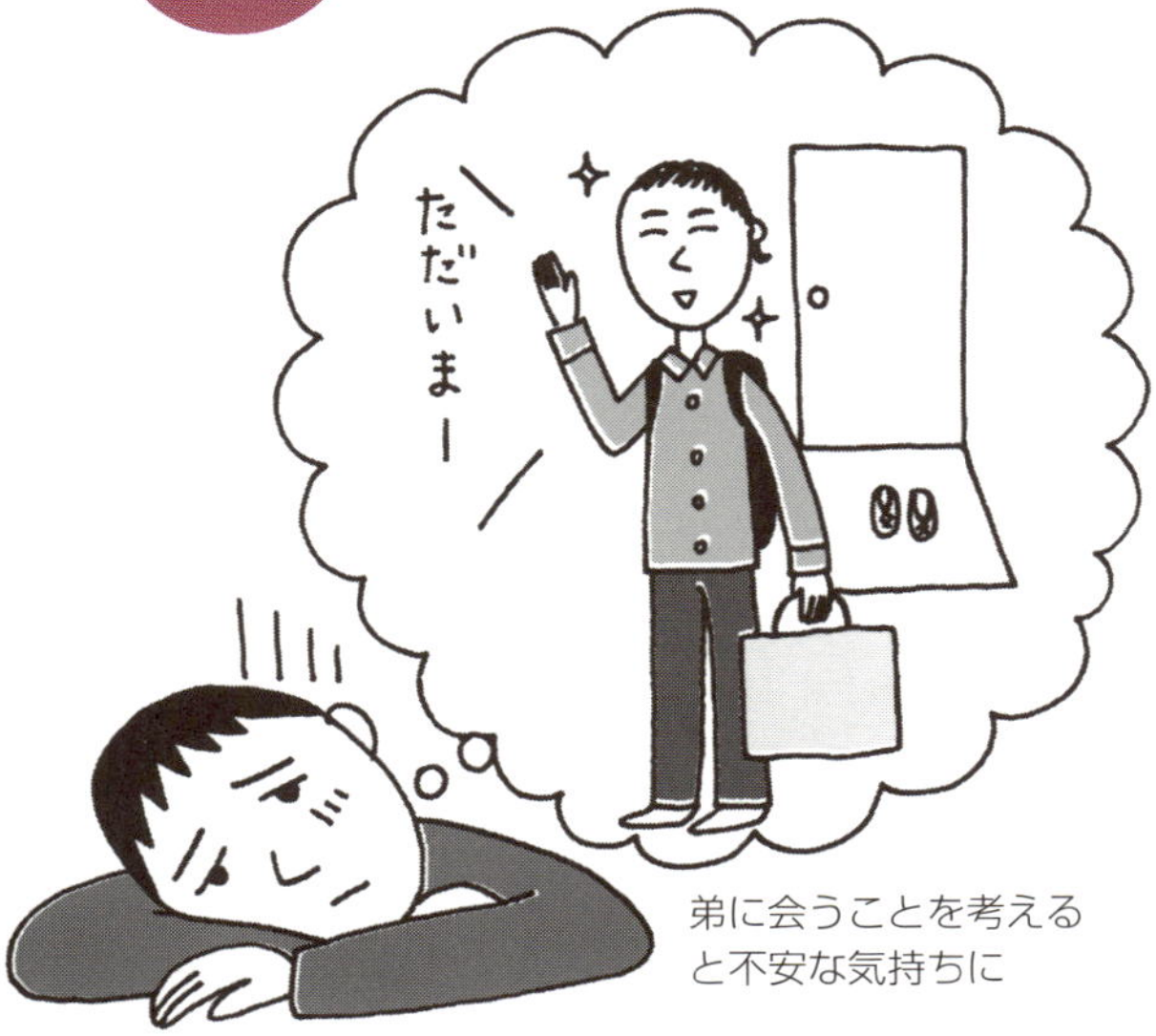

弟に会うことを考えると不安な気持ちに

家族療法①

家族関係に改善点がないかを話し合う

家族は、患者さんにとってもっとも身近で重要な人間関係です。家族との関係が良好か、それともなにかストレスがあるかは、本人の気持ちや病気の回復に大きく影響します。

家族は互いに影響し合う

家族はお互いの関係で成り立つひとつの「仕組み」。関係が密な部分と疎遠な部分があるなどの偏りがあると、どこかにほころびが出てきます。

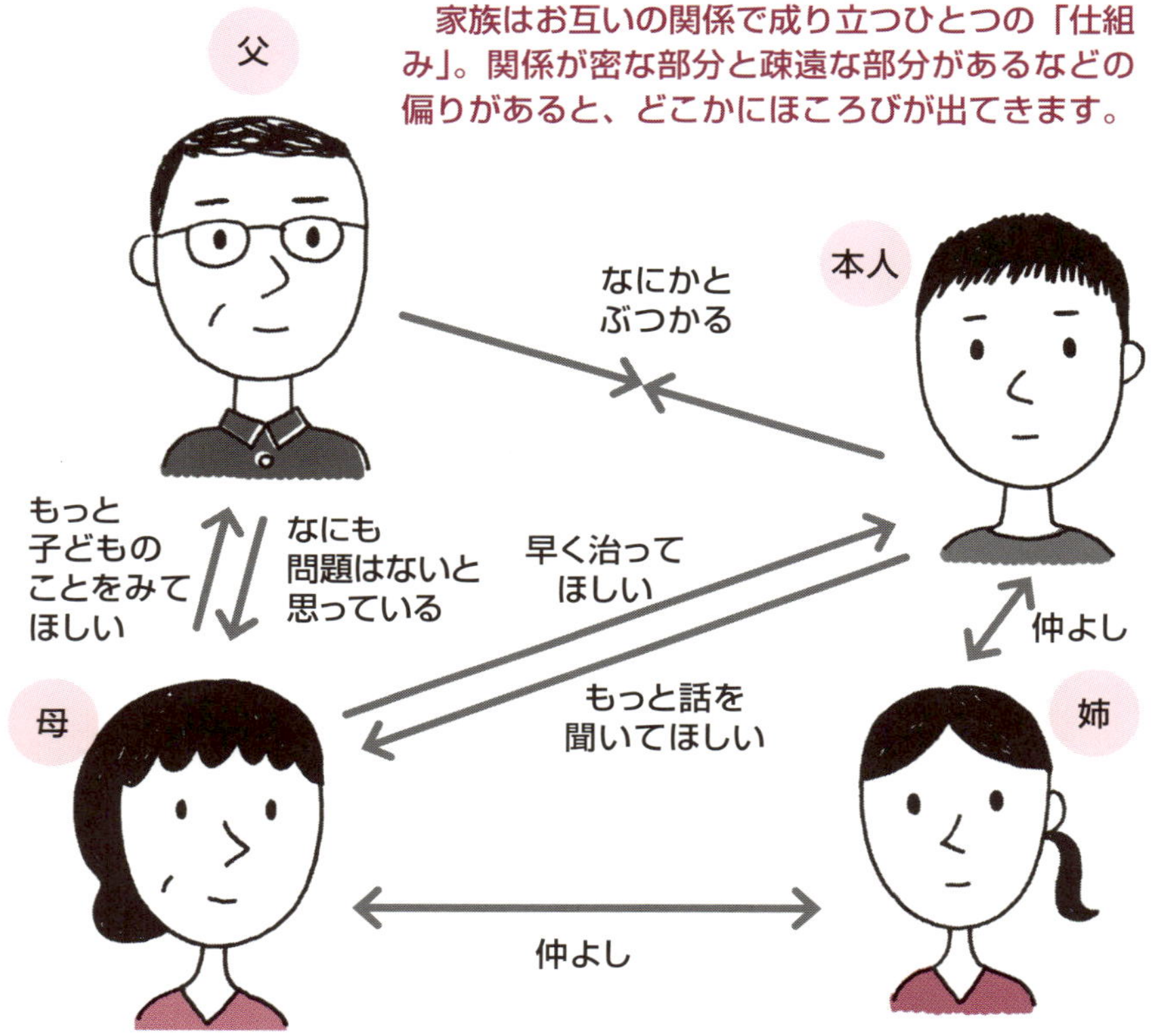
父
本人
母
姉
なにかとぶつかる
もっと子どものことをみてほしい
なにも問題はないと思っている
早く治ってほしい
もっと話を聞いてほしい
仲よし
仲よし

犯人捜しではなくよりよい関係を目指す

精神科の病気では、家族同士のバランスを整える「家族療法」がおこなわれることがあります。

家族療法では、医師を交えて家族内にあるアンバランスや葛藤を話し合います。ただ、しばしば誤解されますが、「病気の原因になったのは誰か」「発症の引き金を引いたのは誰か」といった犯人捜しの場ではありません。

目を向けるのはあくまでも「今」と「これから」。家族の関係を見直し、問題の解決を目指します。

また、病気への理解を深めたり、患者さんへの適切な対応法を学んだりする「家族心理教育」もおこなわれます。

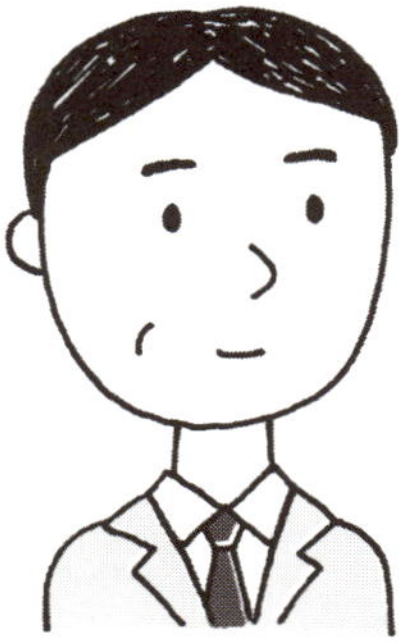

第三者は話を進めるガイド役

医師や臨床心理士などが、話し合いのかじ取りを担います。第三者がいることで、家族は冷静になれます。言いにくいことも思い切って話すことができます。

第三者がいると話しやすい

家族療法は、医師やカウンセラーが、家族一人ひとりと話す場合と、家族全員で話し合う場合があります。全員で話し合う形式では、家族の「仕組み」に偏りがあることを全員で理解できます。

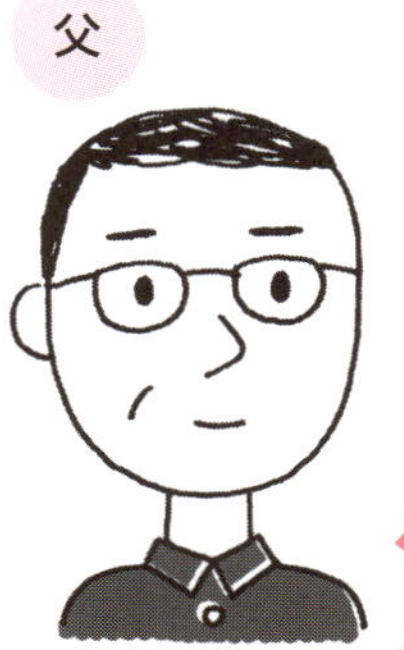
父

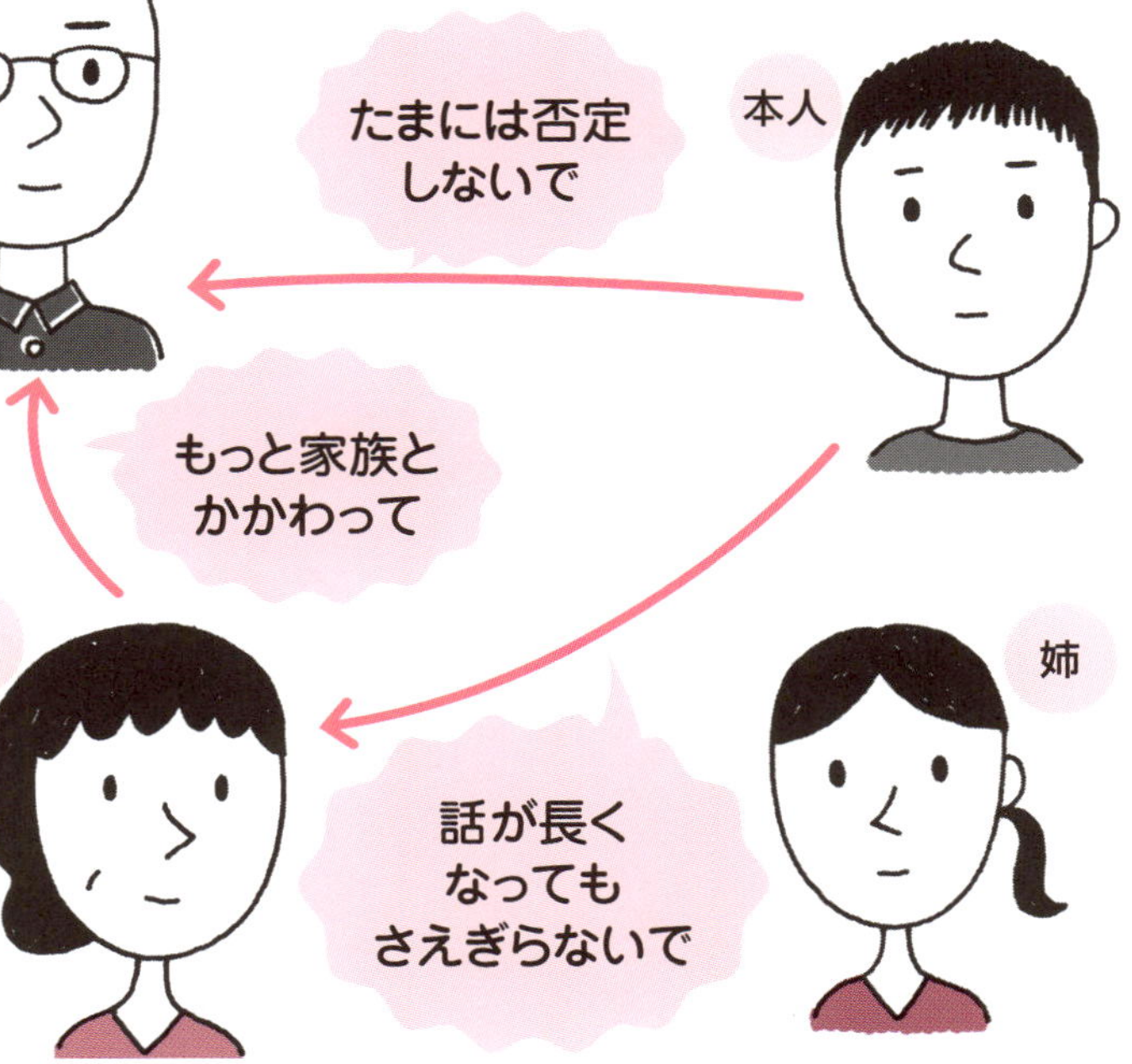
本人
たまには否定しないで
もっと家族とかかわって
母
姉
話が長くなってもさえぎらないで

Q 家族の気持ちが患者さんの具合を左右する?

A します。再発率が変わります。

統合失調症スペクトラムに含まれる病気では、家庭環境と発症との因果関係はないといわれています。

しかし、発症後の経過は、家族関係と大きく関係することがわかっています。家族が、患者さんに「怠けてばかりいる」と批判したり、攻撃的な態度をとったり、逆に「病気なのだから守ってあげなきゃ」と過保護になったりするほど、再発率が高いのです。

イギリスでおこなわれた統合失調症の調査では、家族が批判的・攻撃的・過保護の傾向が高い場合、退院から九ヵ月後の再発率は五一%でした。一方、その傾向が低い家族の元に退院した患者さんでは一三%。家族関係がいかに本人の状態を左右するかがうかがえます。

家族療法②

「家族教室」で病気について学ぶ

家族の接し方は、本人の回復に大きくかかわる要素。「家族教室」は、家族が病気についての理解を深め、本人が生活する環境をよりよくするために学ぶ場です。

病気について、多くの知識が得られる場所

統合失調症スペクトラムの病気の多くは、発症から回復まで長い経過をたどります。その間、家族に病気の知識がないと、いたずらに不安を抱いたり、接し方がわからず本人との関係が悪化したりといった問題が起こります。

そこで、病気を理解し、適切なコミュニケーションの取り方などを学ぶために「家族教室」を利用するとよいでしょう。家族教室では、医師や看護師、医療スタッフによる専門的な講義がおこなわれます。プログラムによっては参加している家族同士の話し合いの時間もあり、家族同士の交流の場になります。

病気についての思い込みをなくす

統合失調症は、「もう治らない」「こわい病気」というイメージが先行しがち。診断を受けたときに正しい知識をもっている家族はほとんどいません。家族教室で病気について学ぶことは、思い込みを修正するために欠かせません。

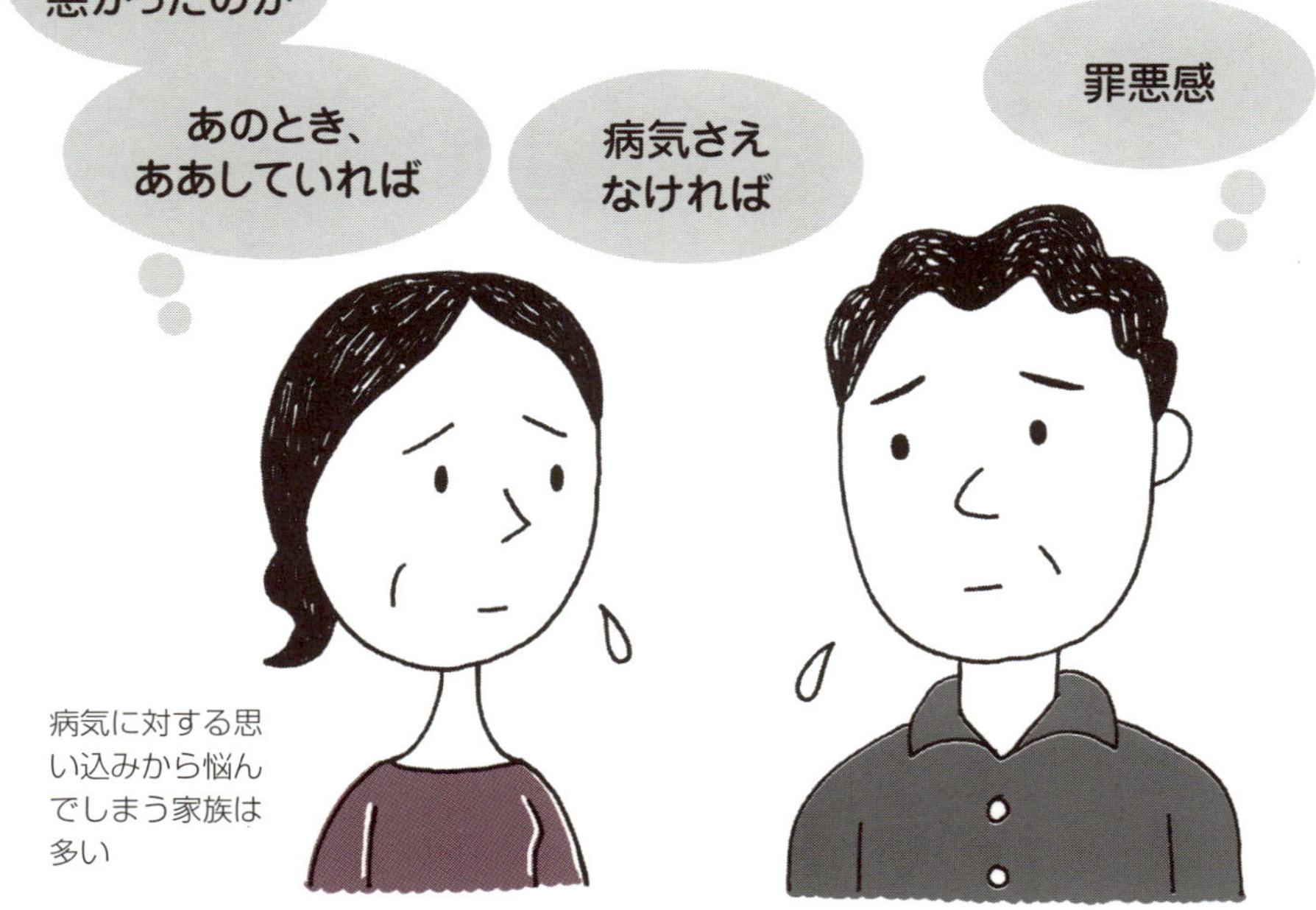
遺伝のせいなのかな
育て方が悪かったのか
あのとき、ああしていれば
病気さえなければ
罪悪感

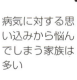

病気に対する思い込みから悩んでしまう家族は多い

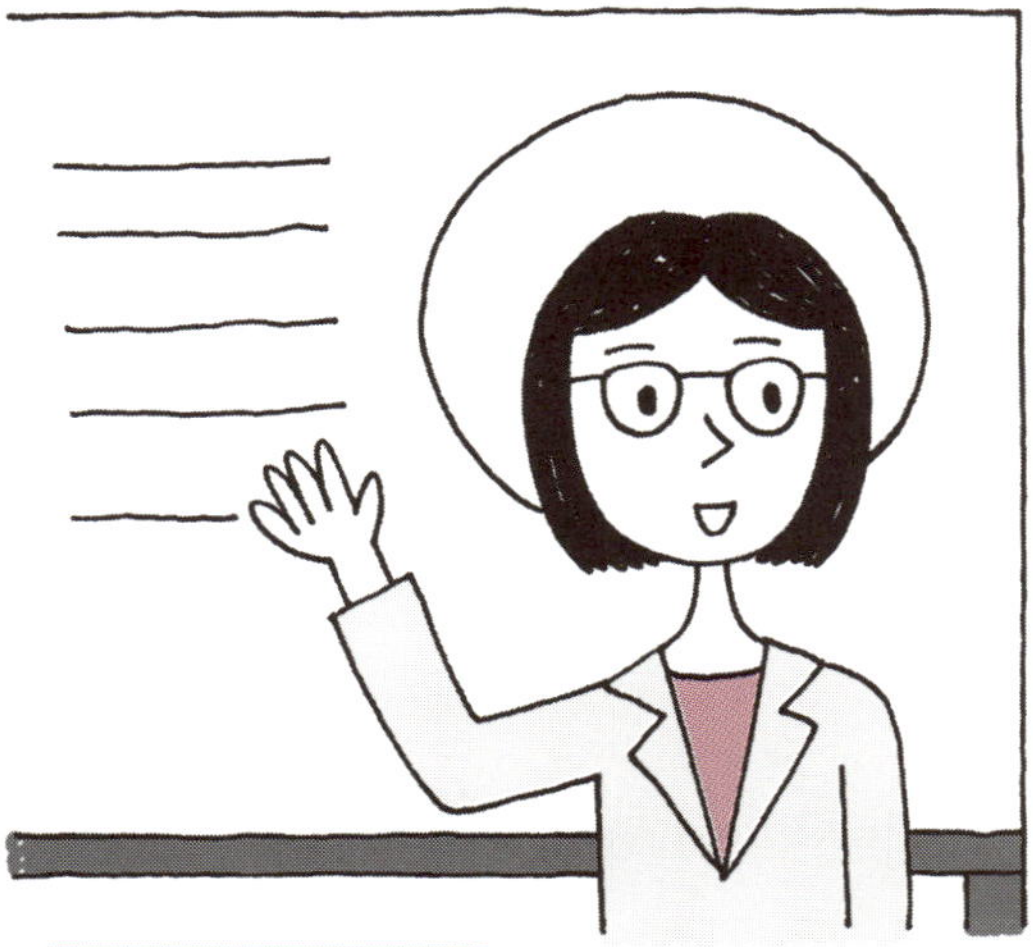

学べること

●病気についての知識・情報

病気について、症状、経過、治療法などの基礎知識を学びます。また、治療・療養に利用できる福祉サービスなどの情報も知ることができます。

●患者さんとの接し方

本人の状況に合わせた接し方を学びます。知識として学ぶだけではなく、さまざまな場面を想定した練習をおこなう場合もあります。

●ほかの家族の考え、気持ち

ともすると家族は孤立しがちです。家族教室での交流を通じて、ほかの家族の考え方などを知ることができます。

安心して患者さんと向き合えるようになるのが目標

家族は病気を受け入れて理解を深めると、本人に適切に接することができるようになります。また、本人は将来を悲観することがなくなり、気持ちが安定するなど、よいサイクルができてきます。

家族教室に参加するには

医療機関のほか、地域の保健所、保健センターなどで実施されています。通院している病院や、地域の保健福祉担当窓口に問い合わせるとよいでしょう。病院によっては家族教室をおこなっていないところがあります。

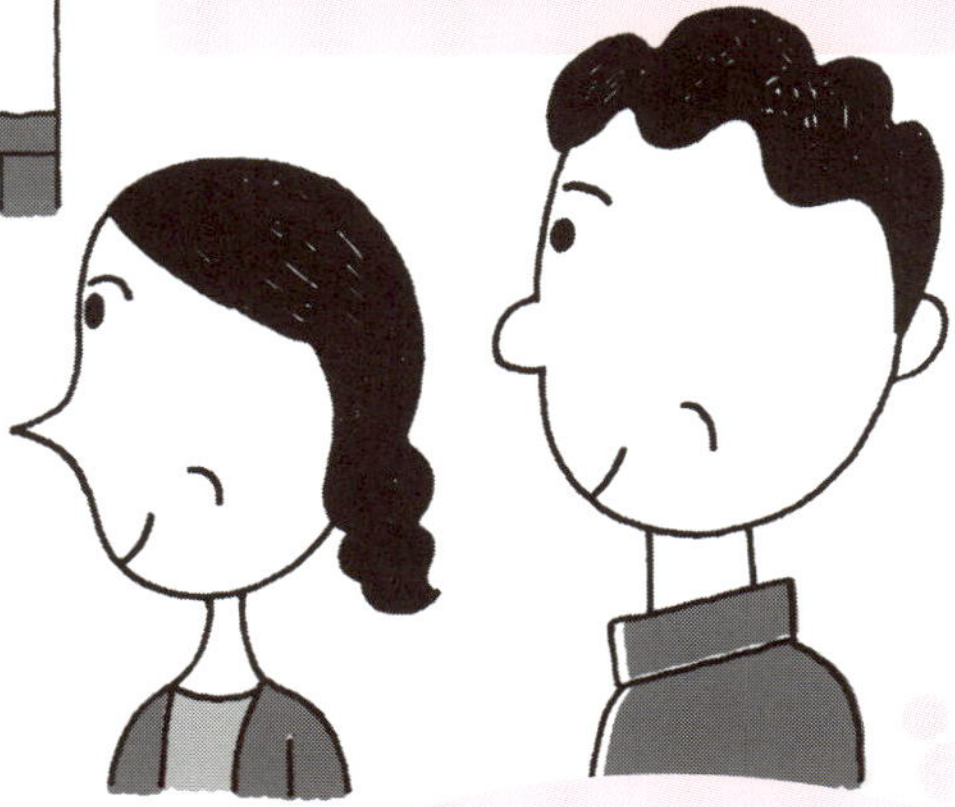

参加した人の感想

「正しい情報を得られて安心した」

「困っていることについての対処法がわかってよかった」

正しい知識と具体的な対応策を知ることは、家族に安心感や前向きな気持ちをもたらします。

患者会・家族会

ほかの人の話にヒントがある場合も

「家族教室」は医療関係者などが運営しているのに対し、家族自身や本人が主体的に運営・活動する「家族会」や「患者会」があります。

家族がいき当たる悩み

病気は、本人だけでなく家族にとっても生活が大きく変わるできごと。療養を支えるなかで、家族の自由が制限され、将来への不安が大きくなるなどの問題が起こってきます。

甘やかしすぎ? 厳しすぎ?

いつまでこの状態が続くの?

心配しすぎているようで自分もつらい

自分たちだけで抱えるのも限界かも

目が離せず外出できない

どこまでが病気の症状?

誰にも相談できない

家族も自分の生活サイクルを極力崩さない

「病人がいるからできない」のではなく、「できるようにするにはどうしたらよいか」と考えます。それが、現状を変え、家族で抱え込みすぎるのを防ぐことにもつながります。

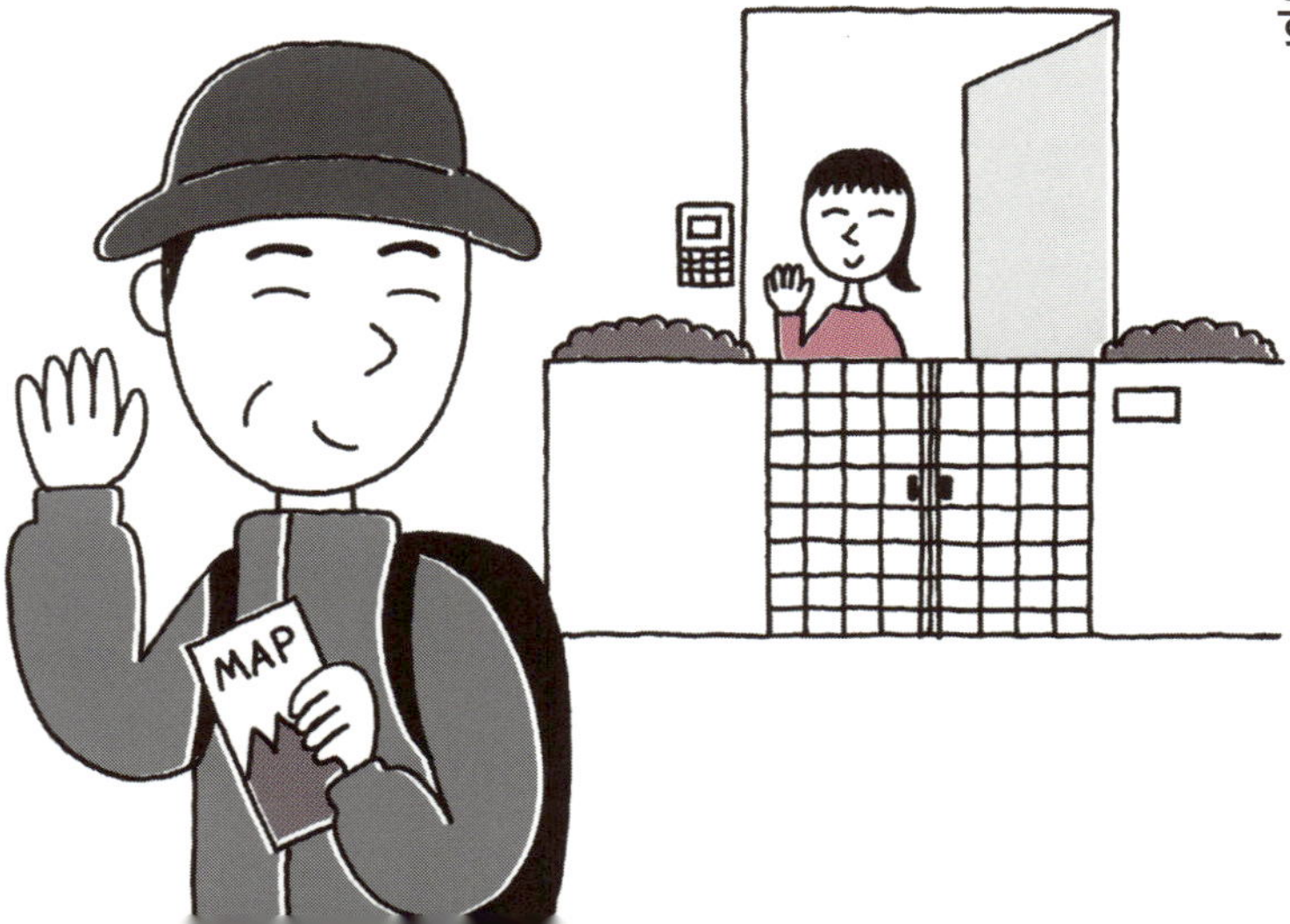

家族は自分の趣味の時間をもって、リフレッシュすることも必要

家族同士、患者同士で支え合う

偏見を恐れて病気を隠している人は多いもの。長い療養生活の苦労だけでなく、誰にも言えないという孤独感は、大きな負担です。家族会、患者会は、ふだん言えないことを話したり、同じ悩みをもつ人同士で支え合う貴重な場となっています。また、社会的な活動をおこなっている会もあります。

交流会

みんなで話し合う場をつくります。自由な雰囲気で話したり、テーマを決めて悩みを相談するなど、いろいろなスタイルがあります。

啓発活動

一般の人が参加できる公開講座を開いたり、地域のイベントなどに参加して、正しい知識を広め、理解をうながします。

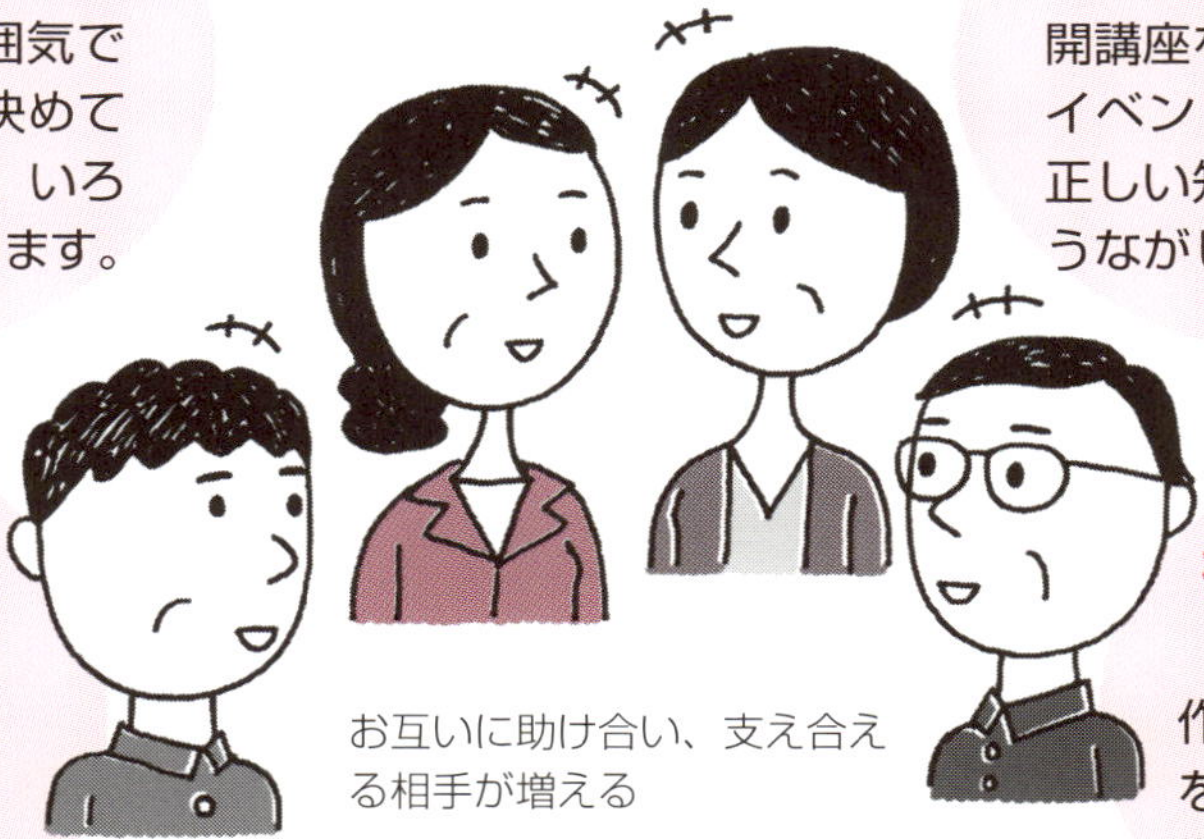

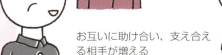

お互いに助け合い、支え合える相手が増える

講演会

専門家を招いて、知識を深めるための講演会を開きます。家族だけでなく、地域の人も参加できる講演会を開いている家族会もあります。

福祉施設の運営

会によっては、福祉作業所などの社会復帰を後押しする施設を運営しています。

同じ状況だからこそ たいへんさを分かち合える

家族会は、家族同士の交流の場です。家族で集まって、日ごろの悩みや困っていることを話し合う場をつくるなどの活動をしています。悩みを聞いてもらうだけでも不安や孤独感が軽くなったり、ほかの人の話を聞いて、本人との接し方についての知恵やヒントをみつけたりすることもできます。

また、最近は患者さん（当事者）同士の交流を目的とした「患者会」「当事者グループ」の活動も広がりつつあります。

主要な家族会・患者会

- 認定 NPO法人 地域精神保健福祉機構・コンボ
  URL：https://www.comhbo.net/
- 公益社団法人 全国精神保健福祉会連合会（みんなねっと）
  URL：https://seishinhoken.jp/

Column

主治医以外にも相談しやすい相手を見つけよう

医師に話せる時間は限られているのが現状

病気について疑問に思ったことや生活のなかで困ったこと、本人や家族との接し方で悩んだことなどは、診察で、専門家である主治医に相談するのが理想的です。

しかし、実際の診療時間は限られていて、医師とじっくり話すことは難しいのが実情です。

そのため、悩みの内容に応じて、「その道のプロ」に相談し、サポートを上手に利用するようにしましょう。たとえば、社会復帰に向けて何をすればよいのかわからない場合は「精神保健福祉士」に相談したり、地域の福祉サービスについて、地域活動支援センターに問い合わせるといった具合です。最初は手間もかかり、勇気がいるかもしれません。しかし、支援を受け、制度を活用することは、本人だけでなく、家族を支える大きな「財産」にもなるのです。

家族はプロにはなれない

家族は、病気や支援のプロではありません。わからないこと、足りないことがあって当然なのです。

大切なのは、困ったときに抱え込むのではなく、家族が医師や医療スタッフ、地域のサービスなどの「プロ」とつながることです。

そのためにも、いろいろな人に相談し、ネットワークをつくりましょう。本人とプロをつなぐことは、家族の仕事のひとつです。

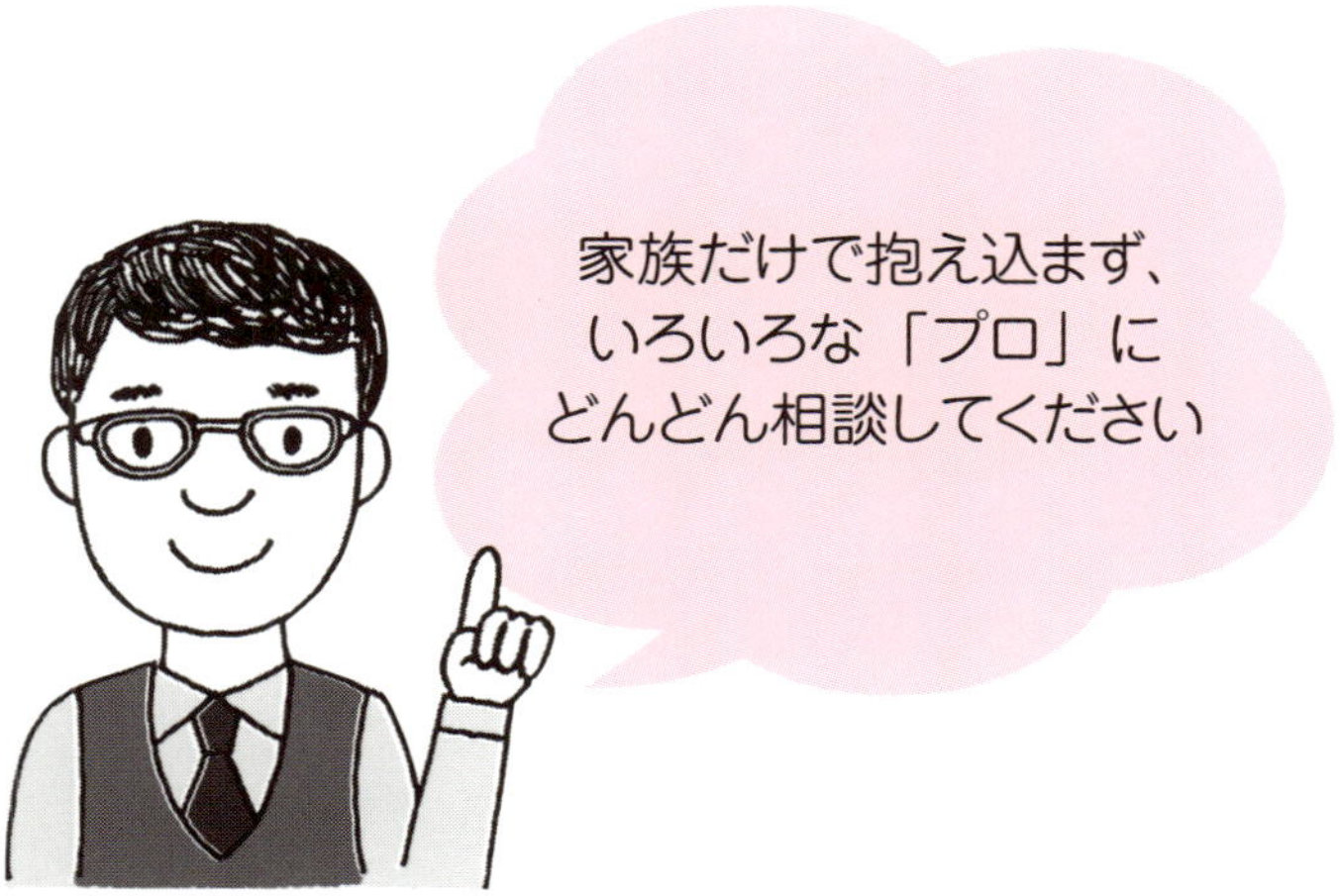
家族だけで抱え込まず、
いろいろな「プロ」に
どんどん相談してください

5

心のリハビリで生活の質を向上させる

感情の動きをスムーズにして、
自尊心や自信を取り戻す――
気持ちを支え、社会へ一歩を踏み出せるように、
さまざまな心のリハビリをおこなっていきます。

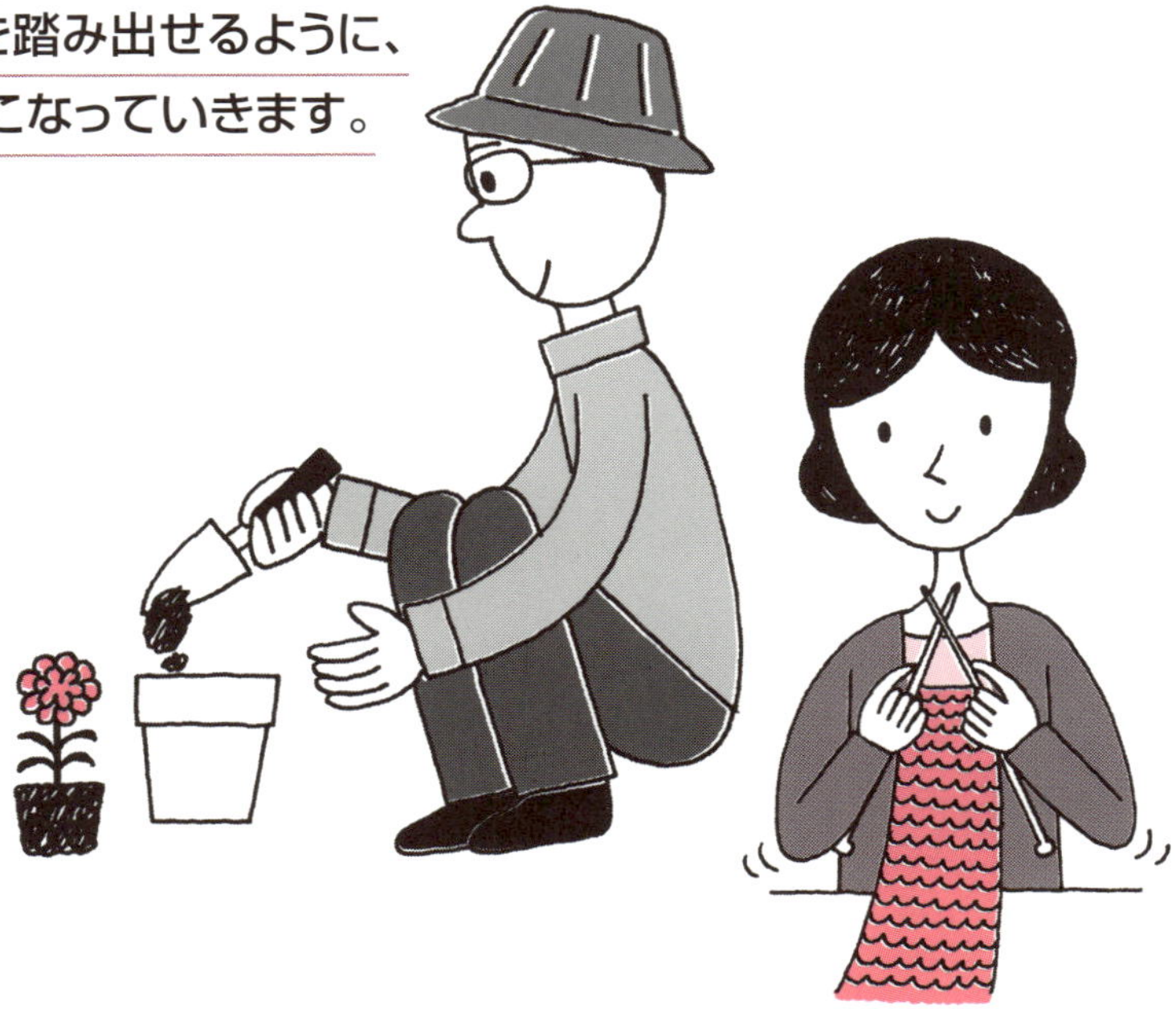

精神科リハビリテーション

「生活しづらさ」を取り除く

回復する途中で、脳の機能障害や陰性症状によるつらさが大きくなる時期があります。これを解消するためにおこなわれる「精神科リハビリテーション」は、脳を活性化させ、生活のなかでできることを増やします。

社会生活に復帰するための準備を始める

激しい症状が薬で治まったあと、脳は消耗した状態が続くため、今度は病気による陰性症状や脳の機能障害に悩まされます。また、病気になったショックも加わり、「自分に自信がない」「生きる気力がわかない」といった「生きづらさ」が強く出てきます。

精神科リハビリでは、生きづらさを改善する、あるいは症状が残っていても生きやすくするためのスキルを身につけることを目指します。リハビリは医療機関でおこなう専門プログラムというイメージがありますが、家庭で自分ができることを増やしていくのも、重要なリハビリです。

社会復帰の壁となる症状がある

見た目には妄想や幻覚などの激しい症状が治まりますが、本人のなかにはまだほかの症状が残っています。それらの症状が社会復帰への道を塞いでしまうことにつながります。

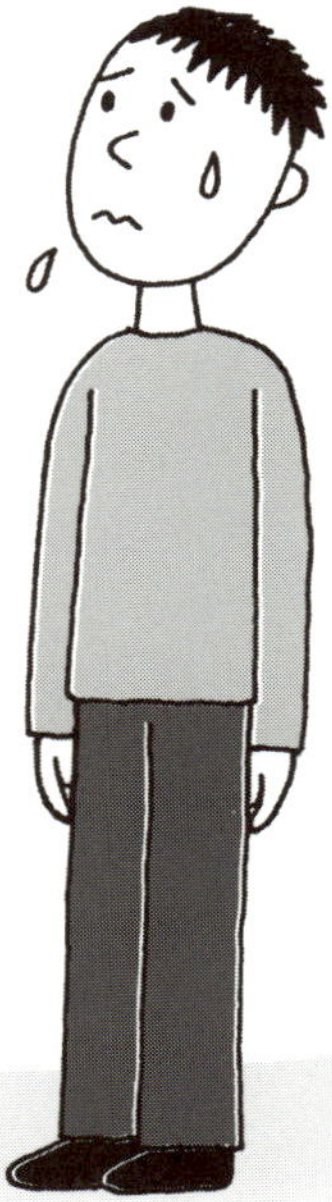

社会復帰をしたいと思っても、壁の前でたたずんでしまう

陰性症状の影響

感情が鈍くなり、状況にそぐわない反応をする、意欲や集中力が低下するといった症状に悩まされます。気力が低下しているため、疲れやすいという問題もあります。

認知機能障害の影響

認知機能とは、記憶力や集中力、注意力、判断力などの働きのことです。これらの働きがうまくいかない「認知機能障害」が起こり、「記憶力が低下する」「気が散りやすく集中できない」「適切に判断したり実行したりできない」といった問題が起こりやすいのです。

精神科リハビリでひとつずつ解決していく

精神科リハビリでは、社会復帰を目指して、できることを少しずつ増やしていきます。医療機関で専門家とおこなうもの、家庭で、生活のなかで実践していくものなどさまざまな方法があります。

リハビリをおこなうことで、大きな壁に阻まれずに進める

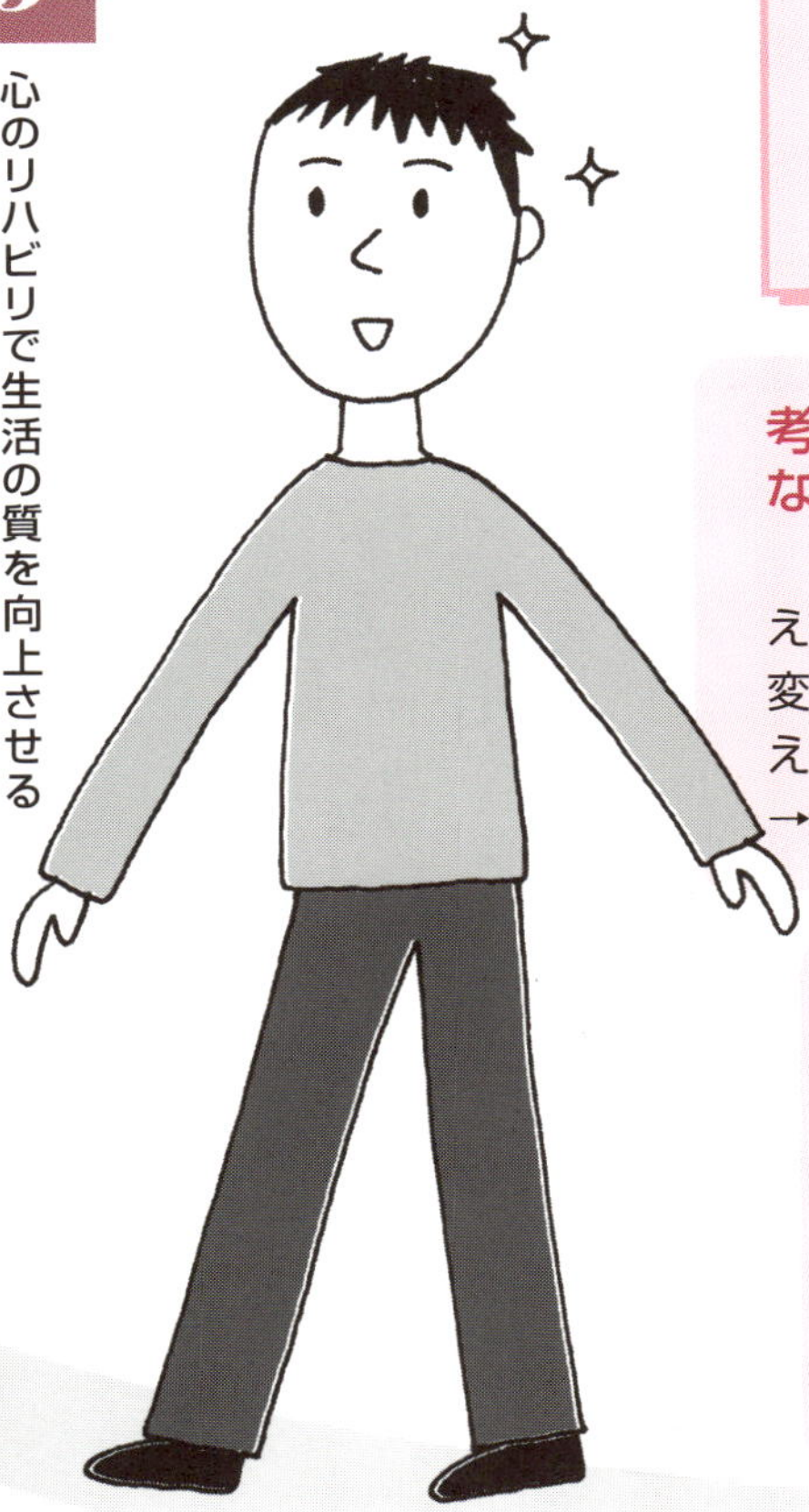

精神科リハビリの目標

- 人とのコミュニケーション能力を高める
- 居場所を見つける
- 役割を見つける
- 病気とともに生きる方法を学ぶ
- 復職、復学の準備をする
- 生活リズムを整える

考え方の偏りをなくす

ものごとをどのように捉えるかによって、気持ちが変わることに目を向け、考え方や偏りを修正します。

→88ページ **認知行動療法**

作業を通じて心を安定させる

目の前のことに集中したり、達成感を味わったりという経験を積み重ねて精神状態を安定させます。

→90ページ **作業療法**

コミュニケーションのしかたを学ぶ

身近な人とのコミュニケーション、地域や仕事での対人関係をよくする方法を身につけます。

→92ページ **社会生活技能訓練**

家での日常生活も立派なリハビリ

自分のことを自分でする、家事を手伝う、家族と会話するといったことは、社会での自立の一歩です。

→94、96ページ

認知行動療法

ものごとの捉え方を変える練習をする

「認知行動療法」は、もともとは不安症やうつ病の治療としておこなわれていました。最近では、統合失調症などでも、激しい症状を緩和させ、再発を防止する効果があることがわかっています。

考え方の偏りが行動などに現れる

そのときの状況をどのように判断するかによって、その後の行動が決まります。考え方が偏っていると、偏った行動につながりがちです。しかも、自分ではそのパターンが固定されていることになかなか気づけません。

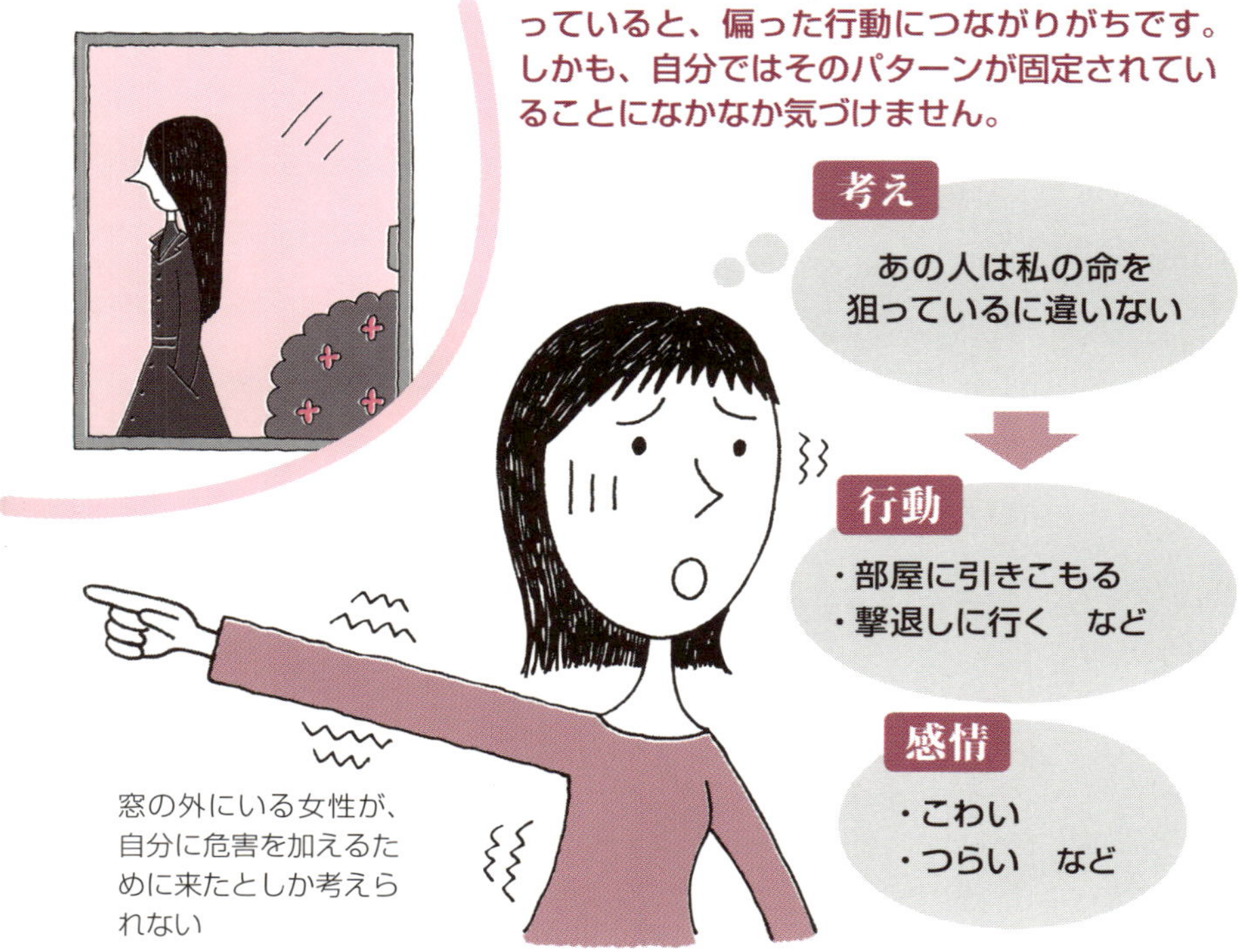
考え
あの人は私の命を狙っているに違いない
行動
・部屋に引きこもる
・撃退しに行く　など
感情
・こわい
・つらい　など

窓の外にいる女性が、自分に危害を加えるために来たとしか考えられない

考え方の偏りを見つけて、修正していく

認知とは、ものごとの捉え方や受け取り方のこと。人は誰でも、今までの経験や知識をもとに無意識のうちに状況を認識し、判断し、行動を決めています。ところが、この捉え方には人によって偏りがあります。それ自体は自然なことですが、この偏りのために望ましくない行動パターンに陥っていることがしばしばあります。

認知行動療法では、この考え方の偏りに気づかせ、ほかの可能性や考え方に目を向ける練習をします。考え方を変えると、ものごとの見え方が変わります。すると行動パターンが変わり、その後に生じる感情にも変化が出てきます。

認知行動療法の進め方

治療ではまず、とっさに自分のなかに浮かぶ考えやイメージを言葉にすることから始めます。無意識に判断していた状況を、意識的に見直していくうちに、「考え方に偏りがある」ことや、「ほかの考え方もできる」ことがみえてきます。

できごと

患者さんがいる建物の外に女性が立っている。かれこれ10分ほど窓の前に立っていて、道行く人を眺めている。

→

考え

・顔がよく見えない
→私に顔を見られたくないんだ
・ずっと窓のところに立っている
→私を待ち伏せしているんだ

↓ もしかしたら、別の見方ができるかもしれない

考え

誰かと待ち合わせをしているだけかもしれない

↓

行動 **感情**

考え方が変わったら、行動と感情が変わった
→気にしない、こわくない

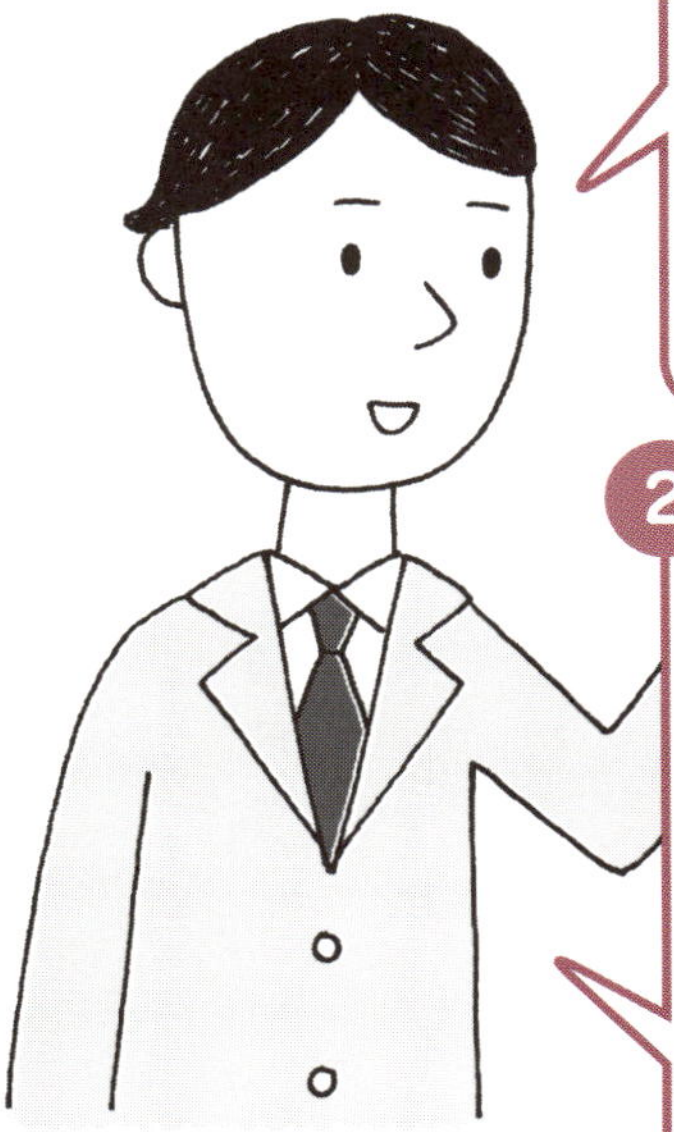

1 統合失調症スペクトラムの症状のせいだと理解してもらう

ものごとの捉え方（認知）が病気の影響を受けたために、妄想などの症状が出やすいことを伝え、病気についての理解を促します。

2 ほかの考え方を提案する

本人の考えに根拠や証拠がないことを指摘しつつ、ほかの考え方ができないか探っていきます。これを何度も練習し、次第に自分で考え方が偏らないようにしていきます。

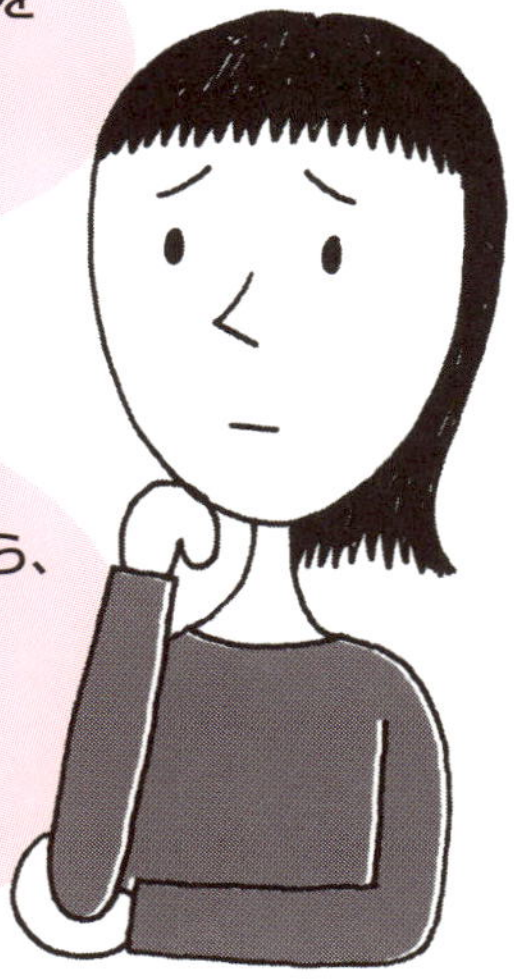

医師の話を聞きながら、患者さんは見方を変えてみる

作業療法

体を動かすと、心も動きはじめる

「作業療法」は、体を動かしながら、集中する感覚、作業を楽しむ気持ちを徐々に取り戻すリハビリテーションです。以前からおこなわれていて、さまざまなプログラムがあります。

生活をよりよくするのに有効

作業療法は、仕事の技能を身につけるためにおこなうわけではありません。作業を通じて、気持ちを安定させるなど心を元気にするのが目的です。

効果1

生活リズムが整う

自宅療養では、生活が不規則になりがち。時間を決めて作業に参加することで、生活リズムを改善できます。

効果2

集中力を高める

根気よく作業を続けることは、集中力や持久力を高めます。集中力が高まると、考えもまとまりやすくなります。

効果3

対人関係を学べる

ほかの人と一緒に作業するなかで、人と会話したり、協力したりする経験を積みます。

効果4

幻聴や妄想から離れられる

作業に熱中している間は幻聴や妄想に気を取られにくく、症状に悩まされる時間が短くなります。

社会復帰への第一歩　デイケアに通う

作業療法はいろいろな場所でおこなわれますが、そのひとつが「デイケア」です。デイケアは、福祉・医療関係の施設が提供するサービスのひとつで、作業療法以外にも「社会生活技能訓練」（92ページ）、レクリエーションなどが取り入れられています。

時間を決めて外出するようになるので、引きこもり傾向の改善や、家族関係の改善などにつながります。

デイケア	昼間の６時間が活動の対象時間となる
ナイトケア	午後４時以降の４時間が対象
デイ・ナイトケア	昼と夜を合わせた10時間が対象
ショートケア	昼間の３時間だけが対象
デイホスピタル	昼間の外来で入院時同様の治療を受ける

楽しんでできる作業を見つける

作業療法は、文字どおり「作業を通じた治療」のこと。体を動かす作業を通じて心身の機能の回復を目指します。

精神科でおこなわれる作業療法の内容は、レクリエーションから屋外作業までさまざまですが、いちばん大切なのは、充実感や達成感を味わい、自分からすすんで「やりたい」と感じられることです。治療とはいえ、「やらなければならない」「就労につながる技能を身につけたい」と無理に取り組むのは逆効果になりかねません。

「作業がつらい」と感じたら

作業内容が自分に合っていない可能性があります。イヤイヤ続けるのはストレスの元。かえって症状を悪化させるおそれがあるので、作業療法士や医師に相談してみましょう。

作業の種類はさまざま

「手に職をつける」のが目的ではありません。楽しんでおこなえることが最優先で、さまざまな作業プログラムがあります。

屋内で

袋詰め、造花づくり、シール貼り、折り箱づくり、印刷など

レクリエーションとして

絵画、手芸、習字、陶芸、木工、料理、室内ゲームなど

屋外で

園芸、農作業など

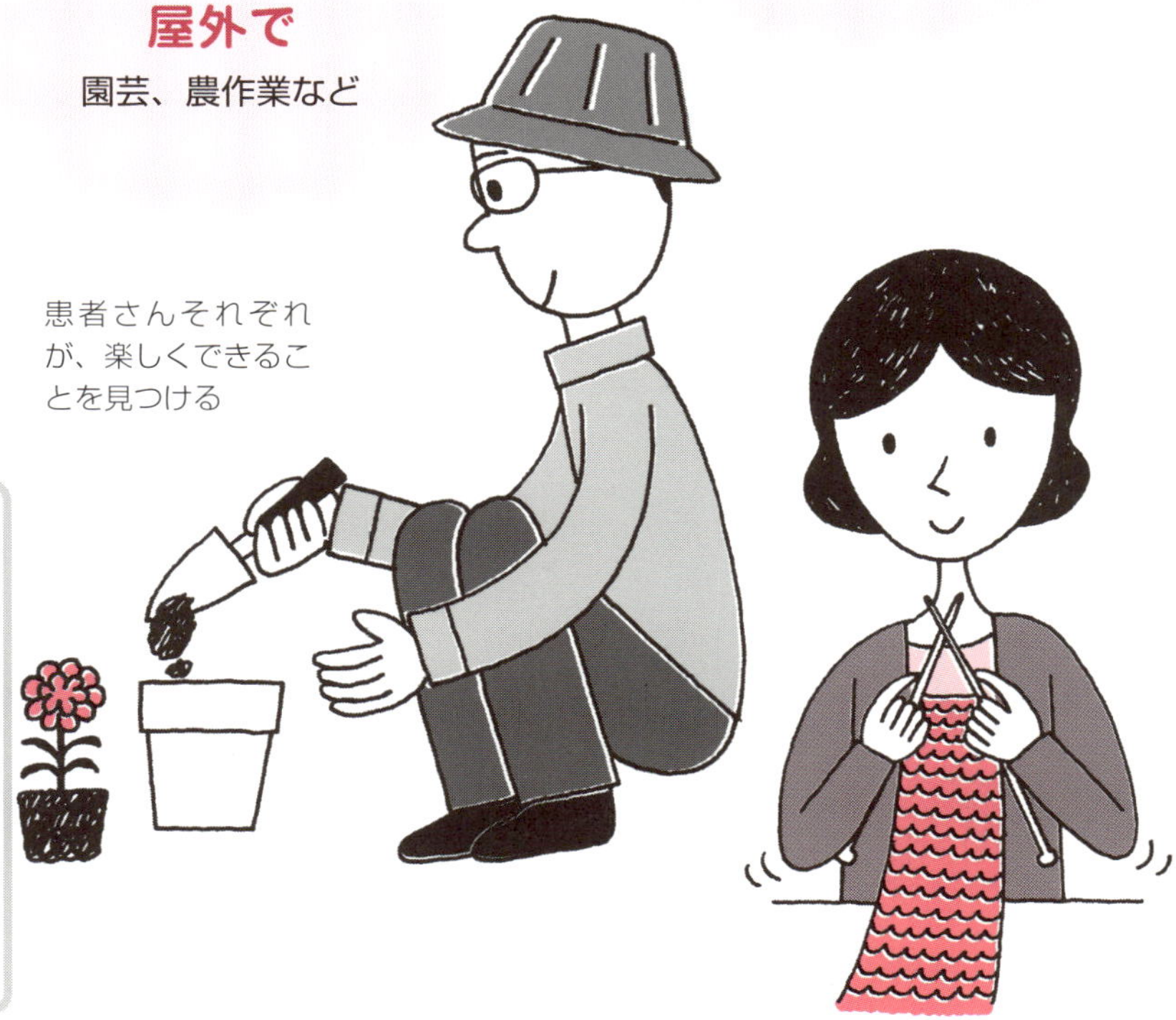

患者さんそれぞれが、楽しくできることを見つける

社会生活技能訓練（SST）

いろいろな場面でのふるまい方を訓練する

「社会生活技能訓練」とは、日常生活を営み、社会で生活するために必要な技能を身につける訓練のこと。英語の「ソーシャル・スキルズ・トレーニング」の頭文字を取ってSSTと略されます。

SSTで学び、日常生活で実践する

統合失調症スペクトラムでは、陰性症状や認知機能障害のために、日常生活に支障が出たり、対人関係が難しくなります。

そこで、SSTでは、人とのコミュニケーションをスムーズにする「技術」を身につけ、本人が社会生活で感じる難しさを解消していきます。

SSTによって対人関係がうまくいくようになると、生活の質が向上し、自信がもてるようにもなります。

また、対人関係のストレスが減り、自分で問題を解決できるようになるために、再発を予防できるという長所もあります。

SSTで身につける3つの力

SSTで目指すのは、自分自身が社会の一員として、社会のなかで、健康に生活していくこと。そのためには、3つのスキル（技能）を身につけることが欠かせません。

日常生活を送る力

身だしなみを整える、食事の用意や洗濯、掃除をする、お金を自分で管理するといった日常生活に欠かせない技能を学びます。

目標　基本的な家事などをできるようになる

社会生活を送る力

社会生活のベースになるのは対人関係。人との付き合い方、ふるまい方などを練習し、安定的な対人関係を築くことを目指します。

目標　対人関係をうまくつくれるようになる

病気を管理する力

安定した社会生活には、自分の状態がよいことが欠かせません。治療を続けるために必要な知識や、症状が現れた場合の対応法などを学びます。

目標　自分の病気とうまく付き合えるようになる

ロールプレイで学ぶ

SSTは数人のグループのロールプレイでおこなうのが一般的です。ロールプレイとは、ある場面を決めてそれぞれに役を割り振り、その人物になったつもりで演じること。いろいろな立場を演じることで、場面場面での適切な行動がわかるようになります。

1 割り振られた役割になりきって考える

「このようなとき、この立場の人はどのようにすればよいか」を考えるのは、相手の考えや感情を理解するヒントになります。

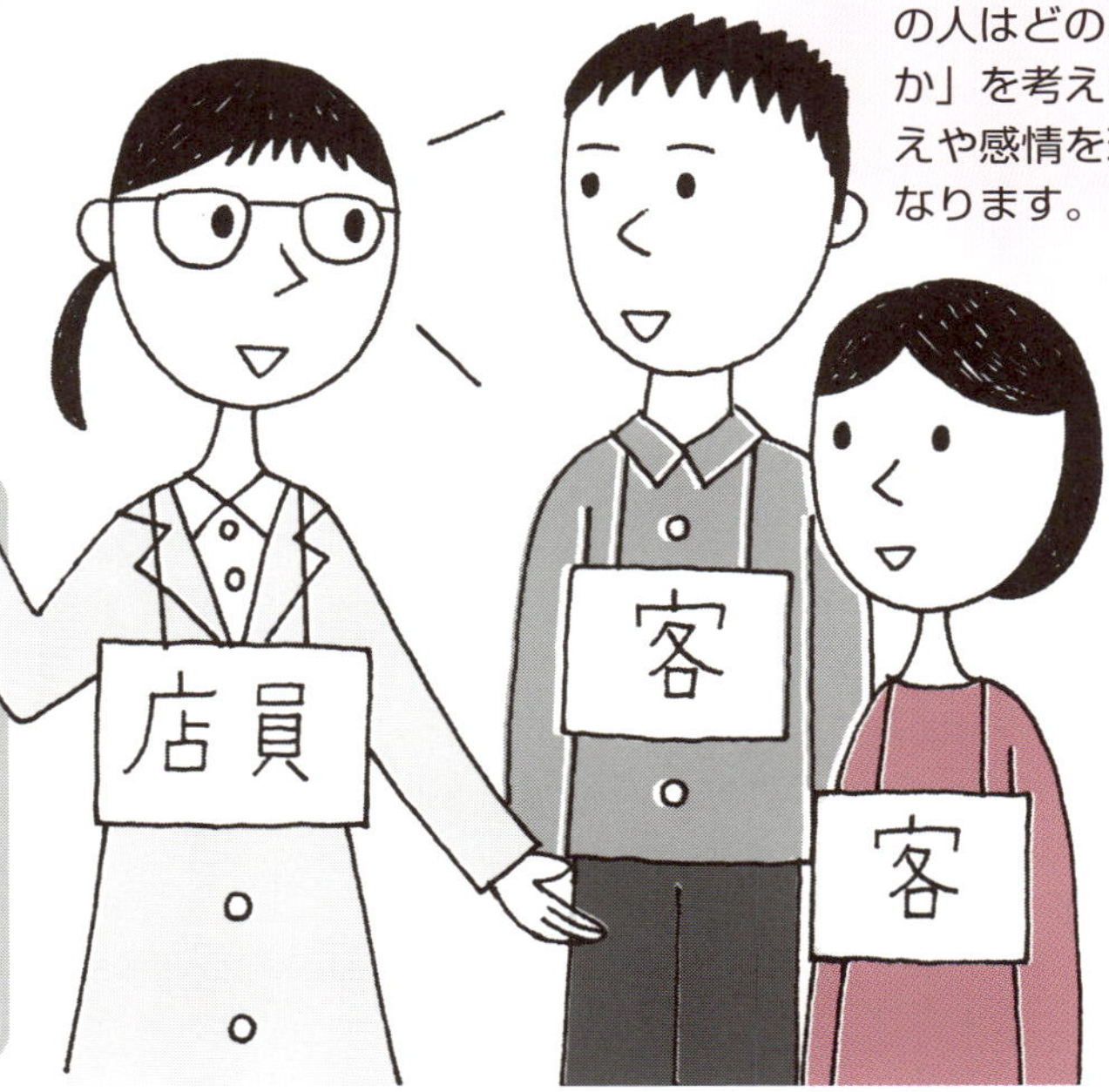

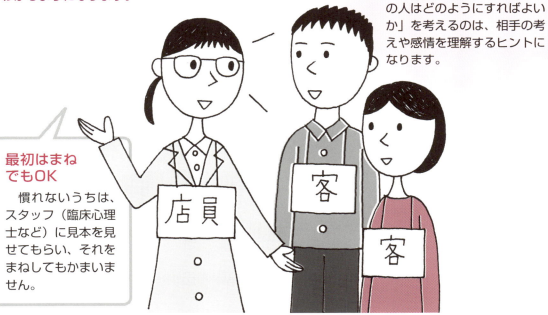

最初はまねでもOK

慣れないうちは、スタッフ（臨床心理士など）に見本を見せてもらい、それをまねしてもかまいません。

2 よかったところを伝え合う

話し方がわかりやすかったです

目をしっかり合わせていましたね

気づいたことをお互いに伝え合います。批判やダメ出しではなく、よかった点を伝えましょう。ちょっとしたポイントでも、本人には励みになります。

3 改善点をふまえてもう一度ロールプレイをする

言われたことや、自分で感じたことをふまえて、もう一度練習します。いろいろな場面を繰り返し練習すると、状況の変化に対応できるようになっていきます。

自立を目指して

時間をかけてひとつずつクリアする

回復してくると、社会復帰を焦りやすいもの。しかし、たとえ元の環境に戻るだけでも、本人にとっては大きな環境の変化です。復帰は焦らず、心身共にしっかり力を蓄えましょう。

回復のペースはゆっくりでよい

心身のエネルギーをすっかり使い果たした状態から、再びエネルギーを蓄えるのには長い時間がかかります。少し回復してくると、「もっとできるようになりたい」と焦る気持ちが出てきますが、そこはグッとこらえて。自分のペースを大切にしましょう。

まずは楽しいと思えることから始める

リハビリは、「楽しい」「できる」という感覚を取り戻すところから始まります。「リハビリ＝訓練」と思いがちですが、無理はストレスの元。できることから一歩を踏み出しましょう。

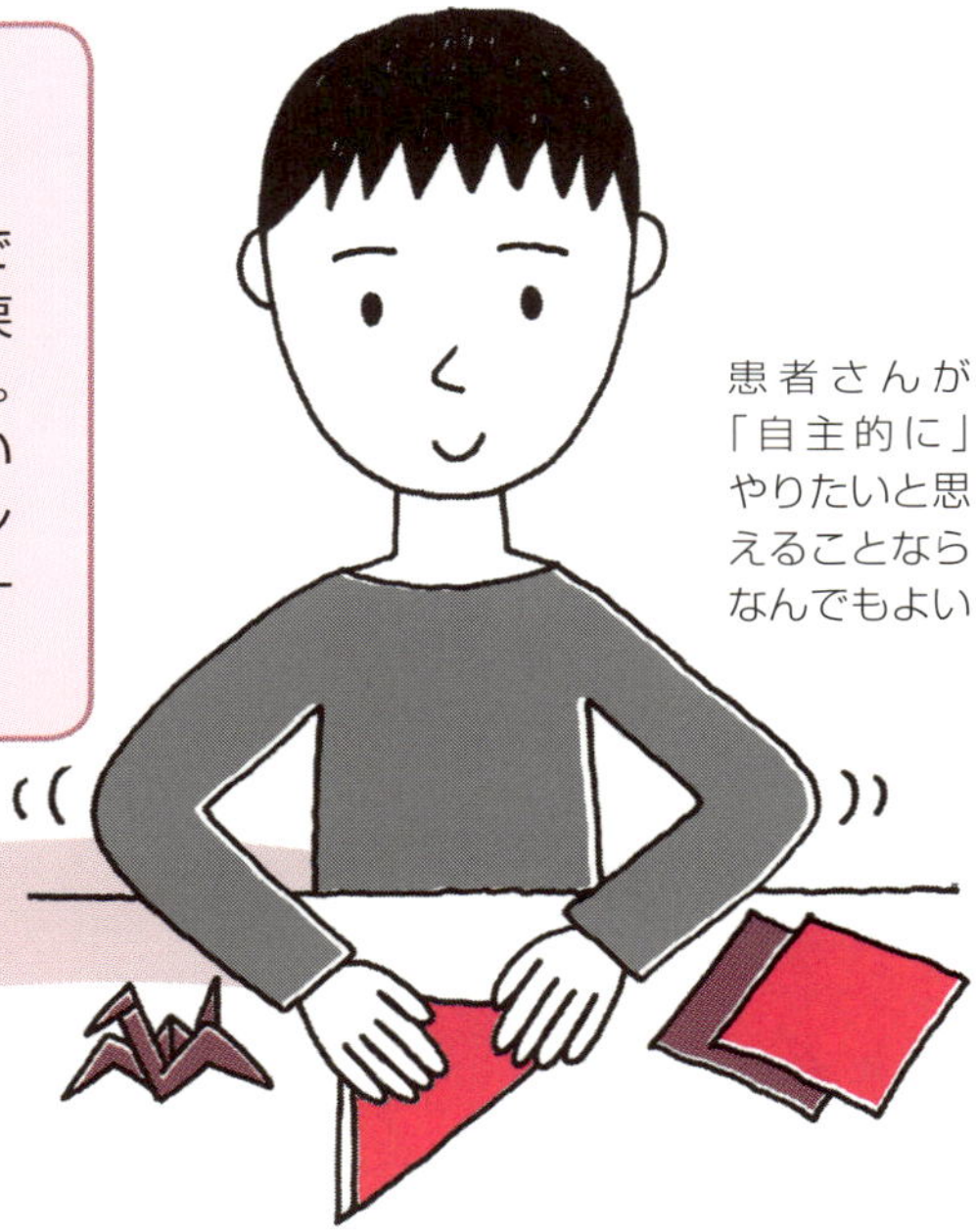

患者さんが「自主的に」やりたいと思えることならなんでもよい

家族へ

まわりの人の焦りや批判が患者さんを悩ませる

この時期の患者さんが感じているつらさは周囲にはみえにくいものです。そのため、周囲の人は「怠けている」「これくらいやればいいのに」という考えが態度に出がち。これが「やりたくてもできない」状態の本人にはつらく感じられます。

社会復帰のために焦らないで

社会復帰までの道のりや時間は、患者さん一人ひとりで違います。「社会復帰」の内容も、自宅に戻る、学校や職場に復帰する、新たな仕事を探すなどさまざま。

回復の経過は年単位で進むことがめずらしくないので、急がないことが大切です。

早く元に戻りたいと思い詰めるとストレスになり、焦って社会復帰すれば、回復が不十分で心身ともに消耗し、ますますストレスが大きくなる……と再発・再燃のリスクが高まってしまいます。

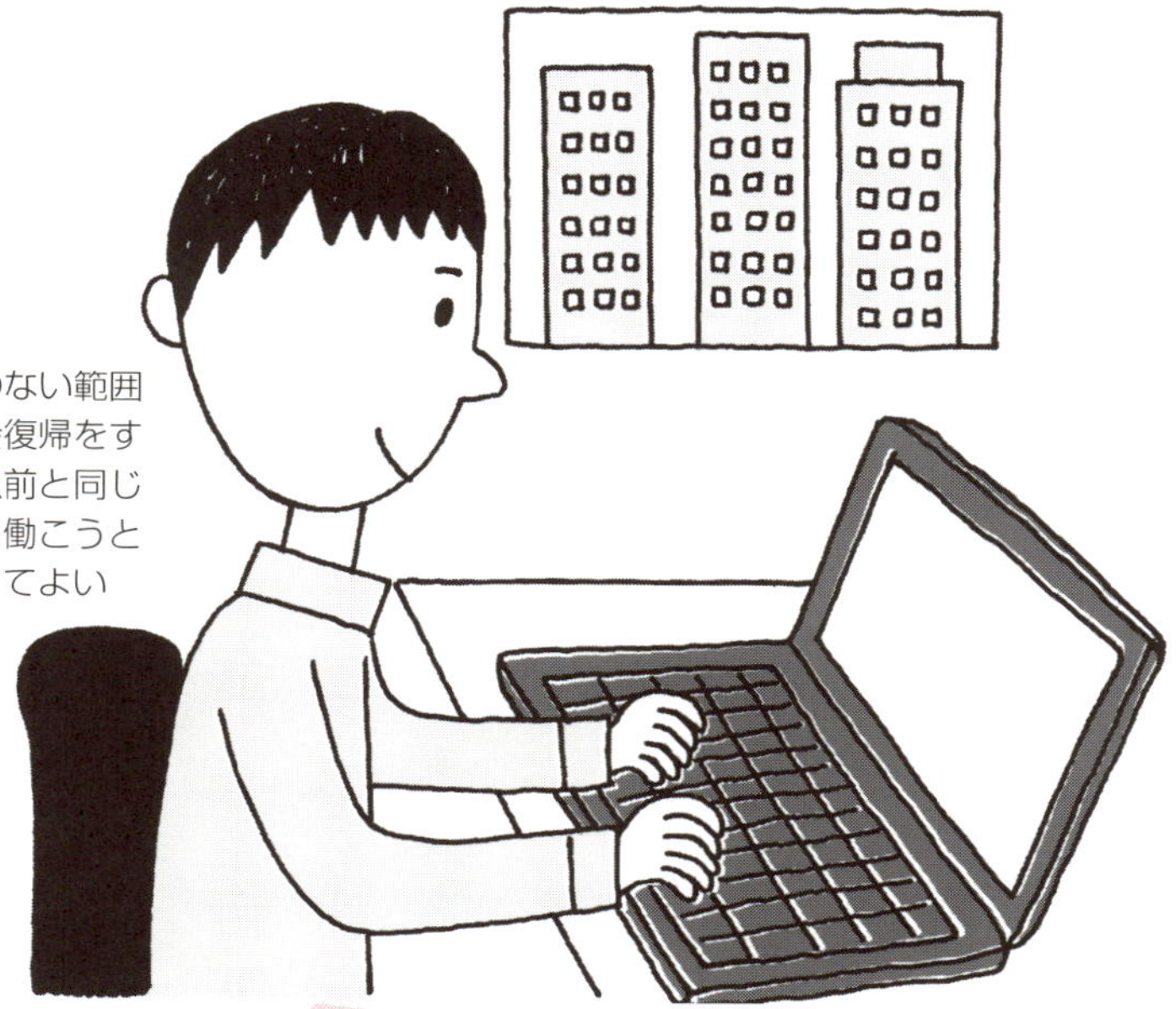
無理のない範囲で社会復帰をする。以前と同じように働こうとしなくてよい

ひと休みしてもよい

回復の道のりはまっすぐには進みません。少し戻っても焦らず、疲れたらひと休み。急がばまわれの気持ちが肝要です。

大きな環境の変化には十分注意する

- 復職、復学
- 結婚
- 妊娠
- 身近な人の死
- 転居
- 異動
- 昇進
- 経済状態の変化
- 大きな借金
- 卒業、入学

など

身近な人の死や大きな借金など、よくないことだけでなく、結婚や昇進などめでたいことでも、慣れ親しんだ環境が変わるのは、大きなストレスになります。

また、復職や復学を「以前慣れていた環境に戻るだけだから」と思うのは間違い。新しい環境に飛び込む気持ちで備えておきましょう。

家族の心構え

心配でも、干渉しすぎないように

長い経過を見守る家族には、本人と違うつらさがあるもの。つい批判的になったり、過保護になったりしがちですが、温かく見守り、手を貸しすぎないように心がけましょう。

身のまわりのことから少しずつ

身だしなみを整える、食事をつくって食べる、体を清潔に保つ……といったことでも「○○しなさい」と指示して手を貸している場合は、本人に任せるところから始めます。そのうえで、無理のない範囲でできることを増やしていきましょう。

1 役割分担をする

簡単で負担の少ない家事から手伝ってもらうようにしましょう。決めるときは、本人と話し合い、「家族がしてほしいこと」ではなく「本人がしたいこと」を優先してください。

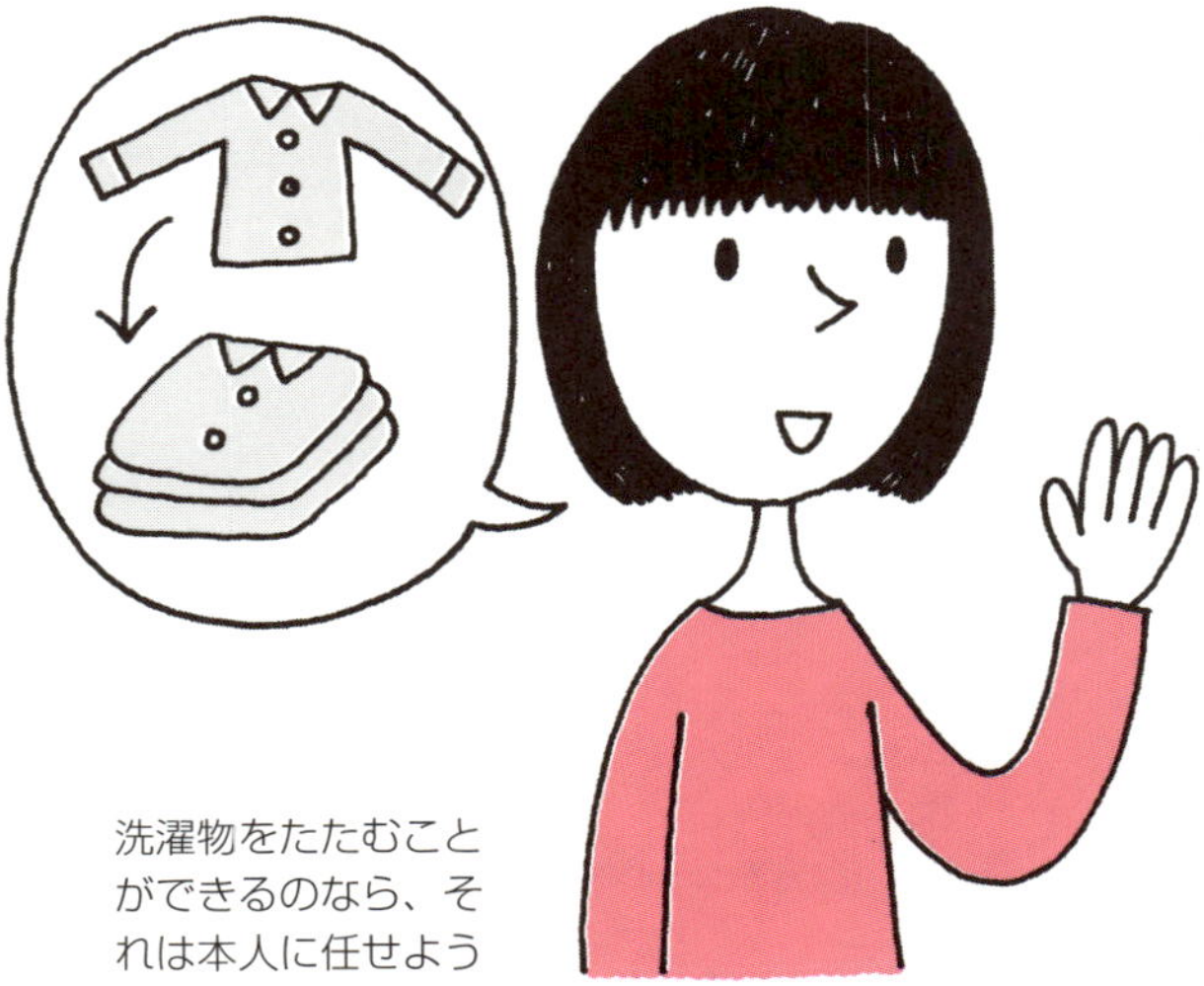

洗濯物をたたむことができるのなら、それは本人に任せよう

役割を決めたらあとは見守る

家族はしばしば、「ぼんやりして、ふがいない」と感じて本人にあれこれ指示したり、「なんとかしてあげたい」と、なにかと世話を焼いたりしがちです。

しかし、いずれも本人を追い詰め、自立を奪うことになりかねません。生活する力は社会復帰に欠かせないもので、手伝いすぎると本人の自信を損ねます。

自分のことは自分でしてもらい、できる範囲で家事も分担してもらいましょう。そして、一度決めたら家族は、「口や手を出しすぎない」こと。本人が「できた」と感じ、家族から感謝される。それが心のエネルギーになります。

❷ 本人のペースで取り組んでもらう

家族にとっては簡単なことでも、最初は時間がかかることも多々あります。歯がゆく思っても、まずは本人のがんばりを見守ってください。

× 大丈夫？　私がやるよ

「どうしても難しいとき」には手助けを

行き詰まってどうしようもない状態のときには、手助けします。ただし、「ダメじゃない」「私がやるよ」と仕事を取り上げるのではなく、「一緒にやらせて」と手を差し伸べましょう。

❸ 感謝の気持ちをちゃんと伝える

頼んだことが終わったら必ず「ありがとう。助かったよ」「がんばったね」など、感謝を伝え、努力を労いましょう。がんばりが認められた、役に立ったと感じられると、本人の気持ちが和らぎます。

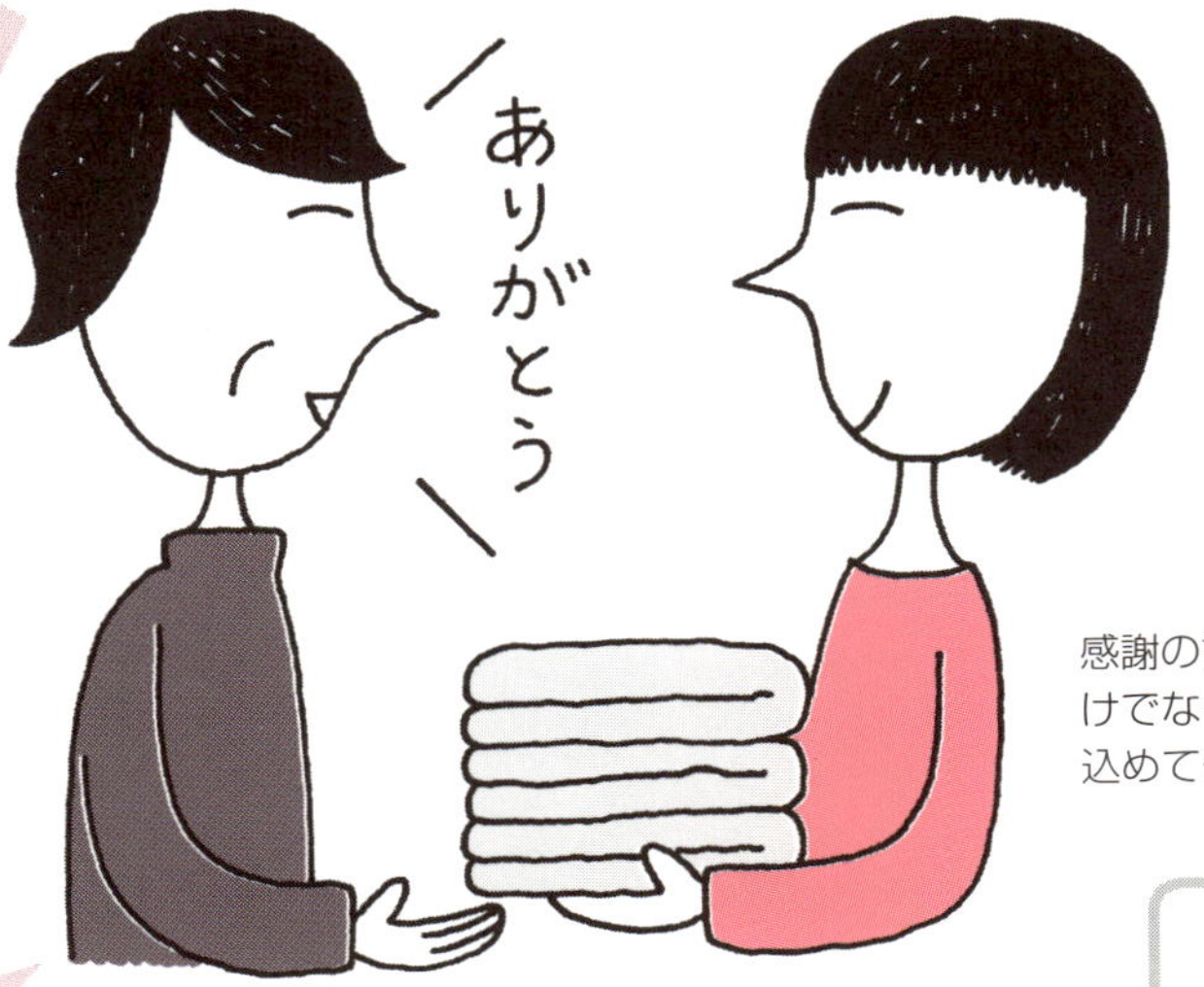

感謝の言葉は口先だけでなく、気持ちを込めて伝えて

❹ できることを少しずつ増やす

回復のペースをみながら、少しずつ本人の役割を増やします。ただ、周囲が「次はコレ」と先走りすぎると、本人にはプレッシャーになるので注意します。

体調によっては難しいときも

回復途中には、体調に波が出やすいもの。調子のよい日はこなせても、そうでない日には役割を果たせないことがあります。体調の変化ははた目にはわかりにくいので無理強《むりじ》いは避けます。

Column

本人の「調子がよいとき」に注目して

悪いことの「原因」にばかり目を向けないで

統合失調症などの病気は、長い経過のなかで再発のリスクがあります。また、再発とまでいかなくても、調子に波が出やすいものです。

本人や家族は、調子が悪くなったときや再発したときには、「なにが再発のきっかけになったのか」「あれをしなければ悪くならずに済んだのに」とうしろ向きに考えがちです。

しかし、原因を探すのは、本人にとっても家族にとってもつらい作業。それ自体がストレスとなり、病気にもよいとはいえません。

脳によいのは「よいこと」の記憶

悪いことに注目するよりも「よい時期のできごと」「よくなったきっかけ」を考えましょう。よい状態が続いていたということは、本人には病気をコントロールできたなにか「よいこと」があり、家族はよくサポートし、よい関係を築いていけるなにか「よいこと」があったということなのです。

その「よいこと」として思い当たることがあれば、これからもどんどん実践してみましょう。思い当たることがなければ、よかった時期を思い出して考えるだけでも効果があります。というのも、悪いときを振り返って反省するよりも、よいことを考え、回復を喜ぶほうが脳にプラスの影響が出ることが期待できます。

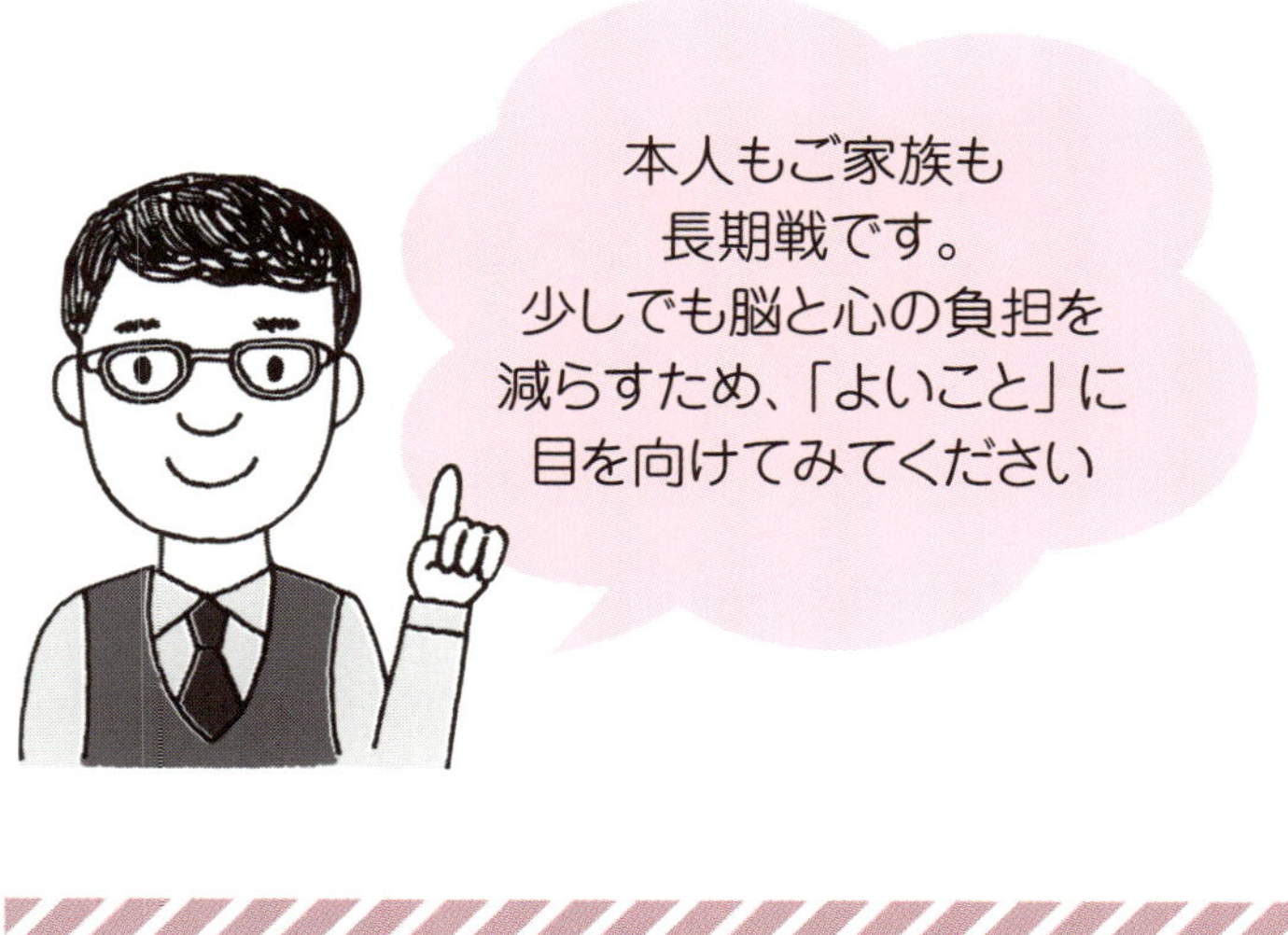
本人もご家族も
長期戦です。
少しでも脳と心の負担を
減らすため、「よいこと」に
目を向けてみてください

あとがき

近代科学は、一七世紀にフランスの哲学者デカルトが、この世界を物質と物質ではないものに分けて、物質のみの法則性を探求する科学という領域を打ち立てたことに始まります。やがて、科学は医学にも影響を与え、細菌やウイルスといったミクロの生命体を発見すると、かつては流行が町ごと死滅させた、ペストやコレラといった感染症を征圧しました。

次に、科学は糖尿病や高血圧など慢性疾患を攻略し、最後に残った脳に迫りました。物質のみを追究したはずの科学が、初めて精神という物質ではないものに挑んだのです。

確かに、薬を飲んでドパミンという化学物質を抑え込めば幻聴が小さくなるのだから、幻聴はドパミン神経に紐づけできるのだろう。そうやって、抑うつはセロトニン神経、不安はＧＡＢＡというように、精神症状を脳に紐づけしていきました。

ところが、脳のどこを探しても「尊厳」というたんぱく質は見つかりません。「自尊心」という化学反応もない。なぜなら、尊厳とは目の前にいる人をかけがえのない存在として丁寧に大切に遇したとき、遇された相手と遇した自分の間に発生する共鳴現象だからです。心は幻聴や抑うつのような脳の一部と、尊厳や自尊心のような脳以外の部分から成り立っています。当事者とご家族が統合失調症スペクトラムから回復するためには、脳と脳以外の両方を養生する必要があるのです。

お母様が当事者でいらした精神科医、夏苅《なつかり》郁子《いくこ》先生は回復に必要なものとして、人《ひと》薬《ぐすり》と時間薬《じかんぐすり》をあげています。本書を読み終えた皆様に、そうした出会いと健やかな回復が訪れますよう心よりお祈りしております。

糸川昌成

■監修者プロフィール

糸川昌成（いとかわ・まさなり）

東京都医学総合研究所副所長・病院等連携研究センターセンター長。都立松沢病院精神科・非常勤医師。東京大学大学院新領域創成科学研究科客員教授。1989年埼玉医科大学卒業。東京医科歯科大学医学部精神神経科、東京大学脳研究施設、理化学研究所分子精神科学研究チームなどを経て、現職に。専門は精神医学、分子生物学。現在は「カルボニルストレス」の研究に取り組む。著書、監修書に『臨床家がなぜ研究をするのか―精神科医が20年の研究の足跡を振り返るとき』（星和書店）、『ウルトラ図解 統合失調症』（法研）など。

●編集協力
オフィス 201
原 かおり
●カバーデザイン
松本 桂
●カバーイラスト
長谷川貴子
●本文デザイン
OKAPPA DESIGN
●本文イラスト
サノマキコ
千田和幸

健康ライブラリー　イラスト版

統合失調症《とうごうしっちょうしょう》スペクトラムがよくわかる本《ほん》

2018年6月12日　第1刷発行

監　修	糸川昌成（いとかわ・まさなり）
発行者	渡瀬昌彦
発行所	株式会社講談社 東京都文京区音羽二丁目 12-21 郵便番号　112-8001 電話番号　編集　03-5395-3560 販売　03-5395-4415 業務　03-5395-3615
印刷所	凸版印刷株式会社
製本所	株式会社若林製本工場

N.D.C 493　99p　21cm

ISBN978-4-06-511803-0

※本書の情報は
2018年4月現在のものです。

■参考文献

『ウルトラ図解 統合失調症』糸川昌成監修（法研）

『「統合失調症」からの回復を早める本』糸川昌成監修（法研）

『DSM-5 精神疾患の診断・統計マニュアル』髙橋三郎ほか訳（医学書院）

『臨床家のための DSM-5 虎の巻』森則夫、杉山登志郎、岩田泰秀編著（日本評論社）

『患者のための最新医学 統合失調症 正しい理解とケア』白石弘巳監修（高橋書店）

『最新図解 やさしくわかる精神医学』上島国利監修（ナツメ社）

「精神医学」Vol.59 No.11（医学書院）

「日経サイエンス」2018年1月号（日経サイエンス）